中国公民健康素养 **66** 条
中国公民中医养生保健素养 **42** 条 | 轻松学

中国公民 健康素养图册

青少年版

吴大真◎编著

中国保健养生协会会长
中国保健协会副理事长

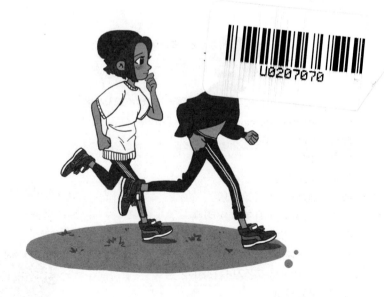

U0207070

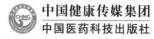
中国健康传媒集团
中国医药科技出版社

内容提要

为更好地向青少年普及传播健康素养知识，本书以《中国公民健康素养——基本知识与技能（2015 版）》和《中国公民中医养生保健素养》为蓝本，选取与青少年健康相关的内容，通过基本理念、健康生活方式与行为、基本技能、青少年身心健康与常用保健方法四个方面进行介绍。全书语言通俗易懂、插图形象生动，是提高青少年健康素养的权威读本，适合广大青少年参考阅读。

图书在版编目（CIP）数据

中国公民健康素养图册：青少年版 / 吴大真编著 . — 北京：中国医药科技出版社，2020.1

ISBN 978-7-5214-1380-9

Ⅰ . ①中… Ⅱ . ①吴… Ⅲ . ①健康教育—中国—青少年读物 Ⅳ . ① R193-49

中国版本图书馆 CIP 数据核字（2019）第 211896 号

美术编辑 陈君杞
版式设计 锋尚设计

出版　**中国健康传媒集团** | 中国医药科技出版社
地址　北京市海淀区文慧园北路甲 22 号
邮编　100082
电话　发行：010-62227427　邮购：010-62236938
网址　www.cmstp.com
规格　880×1230mm 　¹/₃₂
印张　4³/₈
字数　121 千字
版次　2020 年 1 月第 1 版
印次　2020 年 1 月第 1 次印刷
印刷　三河市万龙印装有限公司
经销　全国各地新华书店
书号　ISBN 978-7-5214-1380-9
定价　29.00 元

获取新书信息、投稿、为图书纠错，请扫码联系我们。

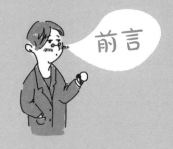

前言

  健康是每个人的立身之本，更是一个国家的立国之基。《健康中国行动（2019—2030年）》指出，每个人是自己健康的第一责任人，个人行为与生活方式因素对健康的影响占到60%，因此，提高自我健康素养至关重要。

  健康素养是指个人获取和理解基本健康信息和服务，并运用这些信息和服务做出正确决策，以维护和促进自身健康的能力。提升居民健康素养，是促进人民群众健康生活方式形成、改善人民群众健康状况的重要策略和措施，也是健康中国建设的重要抓手。

  2015年12月，国家卫生计生委办公厅印发了《中国公民健康素养——基本知识与技能（2015年版）》，提出了现阶段我国城乡居民应该具备的基本健康知识和理念、健康生活方式与行为、健康基本技能。2014年6月，国家卫生计生委、国家中医药管理局联合发布了《中国公民中医养生保健素养》，解读中医基本理念和知识，倡导健康生活方式与行为，介绍常用养生保健内容，普及常用养生保健简易方法。

  青少年正处于学习知识和培养习惯的黄金时期，也是培养科学的健康素养认知、提高健康素养及自我防护能力的关键阶段。因此，为了更好地向青少年普及和传播健康素养知识，本书以《中国公民健康素养——基本知识与技能（2015版）》和《中国公民中医养生保健素养》为蓝本，选取与青少年健康相关的内容，并对每一条内容加以图文并茂的解读，旨在帮助青少年形成基本健康理念，养成健康的生活方式和行为，健康掌握健康技能，了解保健内容及常用保健方法，进而有效地促进身体健康，增强人们的幸福感。

编者

2019年8月

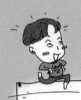

目录

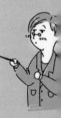

基本理念

01

健康不仅仅是没有疾病或虚弱，而是身体、心理和社会适应的完好状态。

世界卫生组织（WHO）提出的这个定义提示我们：

健康不仅仅是无疾病、不虚弱，它还涉及身体、心理和社会适应三个方面的良好状态。

身体健康表现为体格健壮，人体各器官功能良好。

心理健康是指一种良好的心理状态，能够恰当地认识和评价自己和周围的人和事，有和谐的人际关系（包括家庭成员、朋友、同事等），情绪稳定，行为有目的性，不放纵，能够应对生活中的压力，能够正常学习、工作和生活，对家庭和社会有所贡献。

社会适应是指通过自我调节保持个人与环境、社会及在人际交往中的均衡与协调。

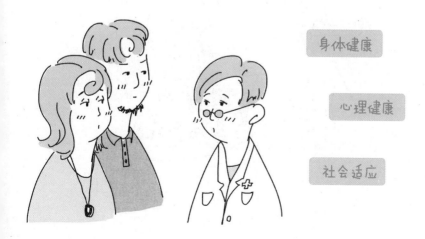

身体健康

心理健康

社会适应

02 每个人都有维护自身和他人健康的责任，健康的生活方式能够维护和促进自身健康。

每个人都有获取自身健康的权利，也有不损害和（或）维护自身及他人健康的责任。

每个人都可以通过采取并坚持健康的生活方式获取健康，提高生活质量。预防为主，越早越好，选择健康的生活方式是最好的人生投资。

提高公民的健康水平，需要国家和社会全体成员共同努力，营造一个有利于健康的支持性环境。

> 每个人都可以通过采取并坚持健康的生活方式获取健康，提高生活质量。

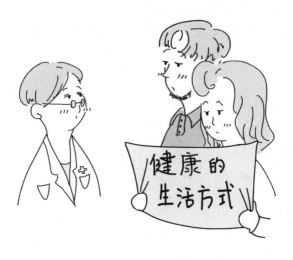

03 环境与健康息息相关，保护环境，促进健康。

　　人类所患的许多疾病都与环境污染有很大的关系。无节制地消耗资源和污染环境是造成环境恶化的根源。每个人都有爱护环境卫生、保护环境不受污染的责任。

　　要遵守保护环境的法律法规，遵守讲究卫生的社会公德，自觉养成节约资源、不污染环境的良好习惯，努力营造清洁、舒适、安静、优美的环境，为保护和促进人类健康做贡献。

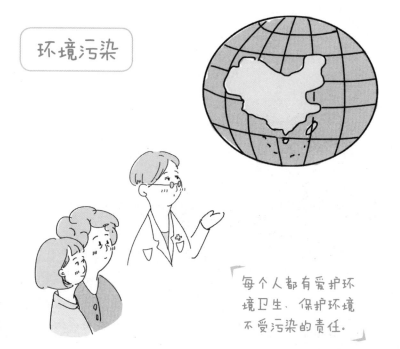

环境污染

每个人都有爱护环境卫生、保护环境不受污染的责任。

04 无偿献血，助人利己。

　　献血救人，是人类文明的表现。无偿献血利国、利己、利家人。

　　适量献血是安全、无害的。健康的成年人，每次采集的血液量一般为200毫升，最多不得超过400毫升，两次采集间隔期不少于6个月。

　　《中华人民共和国献血法》规定，"国家提倡十八周岁至五十五周岁的健康公民自愿献血"，"对献血者，发给国务院卫生行政部门制作的无偿献血证书，有关单位可以给予适当补贴"。

　　血站是采集、提供临床用血的机构，一定要到国家批准的正规血站献血。

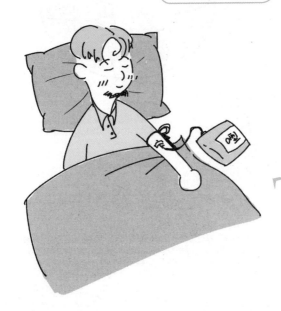

无偿献血

国家提倡十八周岁至五十五周岁的健康公民自愿献血。

05 每个人都应当关爱、帮助、不歧视病残人员。

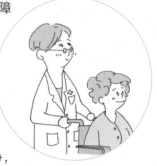

艾滋病、乙肝等传染病病原携带者，精神障碍患者，残疾人都应得到人们的理解、关爱和帮助，这不仅是预防、控制疾病流行的重要措施，也是人类文明的表现，更是经济、社会发展的需要。

在生活、工作、学习中，要接纳艾滋病、乙肝等传染病病原携带者和患者，不要让他们感受到任何歧视。要鼓励他们和疾病做斗争，积极参与疾病的防治工作。对精神障碍患者，要帮助他们回归家庭、社区和社会；患者的家庭成员要积极帮助他们接受治疗和康复训练，担负起照料和监护责任。对残疾人和康复后的精神障碍患者，单位和学校应该理解、关心和接纳他们，为他们提供适当的工作和学习条件。

06 定期进行健康体检。

定期进行健康体检，了解身体健康状况，及早发现健康问题和疾病。检查中发现的健康问题和疾病，应及时就医。有针对性地改变不良的生活习惯和行为习惯，减少健康危险因素。

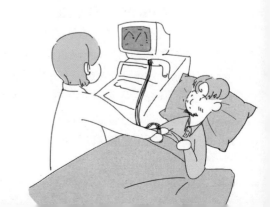

07

成年人的正常血压为收缩压≥90mmHg且＜140mmHg，舒张压≥60mmHg且＜90mmHg；腋下体温36℃～37℃；平静呼吸16～20次/分；心率60～100次/分。

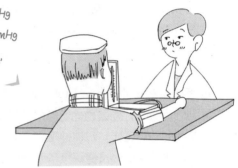

收缩压达到130～139mmHg或舒张压达到85～89mmHg时，称血压正常高值，应当向医生咨询。

正常成年人血压收缩压大于等于90mmHg，小于140mmHg，舒张压大于等于60mmHg，小于90mmHg。白天略高，晚上略低，冬季略高于夏季。运动、紧张等也会暂时升高。脉压是收缩压与舒张压的差值，正常为30～40mmHg。收缩压达到130～139mmHg或舒张压达到85～89mmHg时，称血压正常高值，应当向医生咨询。

成年人正常腋下体温为36℃～37℃，早晨略低，下午略高，1天内波动不超过1℃，运动或进食后体温会略微增高。体温高于正常范围称为发热，低于正常范围称为体温过低。

成年人安静状态下呼吸频次为16～20次/分，老年人略慢；呼吸频次超过24次/分为呼吸过速，见于发热、疼痛、贫血、甲亢及心衰等；呼吸频次低于12次/分为呼吸过缓。

成年人安静状态下正常心率为60～100次/分，超过100次/分为心动过速，低于60次/分为心动过缓，心率的快慢受年龄、性别、运动和情绪等因素的影响。

08 接种疫苗是预防一些传染病最有效、最经济的措施，儿童出生后应按照免疫规划程序接种疫苗。

疫苗是指为了预防、控制传染病的发生、流行，用于人体预防接种的预防性生物制品。对于疫苗可预防疾病来说，相对于疾病所造成的致死、致残风险和经济、精神损失，接种疫苗所花费的钱是很少的。接种疫苗是预防传染病最有效、最经济的手段。

疫苗分为两类，一类疫苗和二类疫苗。一类疫苗是指政府免费向公民提供，公民应当依照政府的规定受种的疫苗；二类疫苗是指由公民自费并且自愿受种的其他疫苗。

我国实施国家免疫规划，现纳入国家免疫规划的疫苗种类有乙肝疫苗、卡介苗、脊髓灰质炎疫苗、百日咳白喉破伤风联合疫苗、麻疹风疹联合疫苗、麻疹风疹腮腺炎联合疫苗、A群流脑疫苗、A+C群流脑疫苗、乙脑疫苗、甲肝疫苗、白喉破伤风联合疫苗、出血热疫苗、炭疽疫苗和钩端螺旋体疫苗，预防15种传染病

我国对儿童实行预防接种证制度。儿童出生1个月内应办理预防接种证，每次接种疫苗时应携带预防接种证，儿童在入托、入学时需要查验预防接种证。预防接种是儿童的基本权利，儿童监护人应按照程序按时带孩子接种疫苗，因故错过接种的要尽快补种。

我国对儿童实行
预防接种证制度。

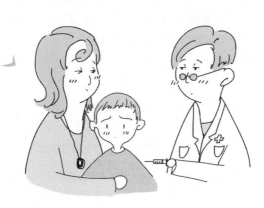

09 在流感流行季节前接种流感疫苗可减少
患流感的机会或减轻患流感后的症状。

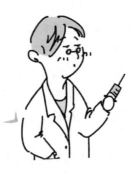

儿童、老年人、
体弱者免疫力
低，抵抗力弱，
是流感病毒感染
的高危人群。

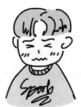

　　流行性感冒（流感）不同于普通感冒，是一种严重的呼吸道传染病。流感病毒致病性强，传播迅速，每年可引起季节性流行，严重危害公众健康。儿童、老年人、体弱者免疫力低，抵抗力弱，是流感病毒感染的高危人群。

　　在流感流行季节前接种和流感病毒匹配的流感疫苗可预防流感，减少患流感的机会或减轻患流感后的症状。儿童、老人、体弱者等容易感染流感的人群，应当在医生的指导下接种流感疫苗。由于流感病毒常常发生变异，流感疫苗需每年接种方能获得有效保护。

10 艾滋病、乙肝和丙肝通过血液、性接触和母婴三种途径传播，日常生活和工作接触不会传播。

艾滋病、乙肝和丙肝病毒主要通过血液、性接触和母婴途径传播。血液传播是指含有病毒的血液经破损皮肤和黏膜暴露而传播。或含有病毒的血液通过输血或者血液制品而传播。与感染者共用针头和针具、输入被感染者的血或血成分、移植感染者的组织或器官可造成传播；与感染者共用剃须刀和牙刷、文身和针刺也可能引起传播。性接触传播是指（异性或同性）无防护性行为引起的传播，不使用安全套的性行为就会由于生殖体液的接触而传播。母婴传播是指感染病毒的母亲经胎盘或分娩将病毒传给胎儿，也可以通过哺乳传给婴儿。

艾滋病、乙肝和丙肝病毒都不会借助空气、水或食物传播。在日常工作和生活中，与艾滋病、乙肝和丙肝病人或感染者的一般接触不会被感染。艾滋病、乙肝和丙肝不会经马桶圈、电话机、餐饮具、卧具、游泳池或公共浴池等公共设施传播，不会通过一般社交上的接吻、拥抱传播，也不会通过咳嗽、蚊虫叮咬等方式传播。

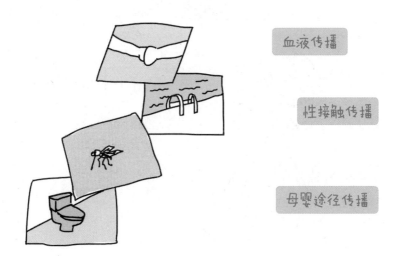

血液传播

性接触传播

母婴途径传播

肺结核主要通过患者咳嗽、打喷嚏、大声说话等产生的飞沫核传播；出现咳嗽、咳痰 2 周以上，或痰中带血，应及时检查是否得了肺结核。

肺结核病是由结核分枝杆菌（结核菌）引起的呼吸道传染病。痰涂片阳性的肺结核病人是主要的传染源，具有传染性的病人通过咳嗽、打喷嚏、大声说话产生的飞沫核（微小颗粒）传播结核菌。健康人吸入带有结核菌的飞沫核就会形成结核感染，人体感染结核菌之后少数人会发病，发病与否主要取决于人体体抗力和结核菌毒力。

连续2周以上咳嗽、咳痰，或痰中带血通常是肺结核的常见症状；有肺结核可疑症状者要及时到结核病定点医疗机构就诊。早期诊断和及时治疗可以提高治愈率，减少传染他人的可能性。

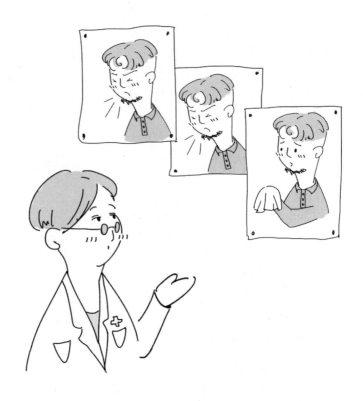

12 坚持规范治疗，绝大部分肺结核患者能够治愈，并能有效预防耐药结核病的产生。

肺结核患者应到所在地的结核病定点医院或者结核病防治机构接受规范检查和治疗。

肺结核患者需要接受为期6~8个月直接督导下的短程化疗，这是当前治疗结核病的最主要方法。规范治疗2~3周后，肺结核患者的传染性就会大大降低。得了肺结核病并不可怕，只要按照医生要求，坚持全程、按时、按量服药，坚持规范治疗，大多数结核患者是可以治愈的。私自停药或间断服药不但易导致治疗失败和疾病复发，还有可能产生耐药。耐药结核病患者治疗时间更长（18~24个月）、治疗费用更大，而且治愈率较低。

传染期肺结核患者应该尽量避免去公共场所，必须外出时应佩戴口罩。要做到不随地吐痰，咳嗽、打喷嚏时要掩住口鼻，减少结核菌的传播。与感染性结核患者接触，出入较高危险场所（如医院、结核科门诊等）时，建议佩戴医用防护口罩。家庭中有传染性肺结核患者时应尽量采取适当的隔离措施，避免家人受到传染。

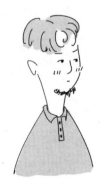
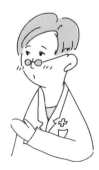

家庭中有传染性肺结核病人时应尽量采取适当的隔离措施，避免家人受到传染。

13 在血吸虫病流行区，应尽量避免接触疫水；接触疫水后，应及时进行检查或接受预防性治疗。

血吸虫病是严重危害人体健康的寄生虫病，人和家畜接触了含有血吸虫尾蚴的水体（简称"疫水"），就会感染血吸虫病。血吸虫感染集中发生在每年的4～10月。

预防血吸虫病，不要接触有钉螺（血吸虫病传播的中间宿主）滋生地的湖、河、塘及水渠的水体，不要在可能含有血吸虫尾蚴的水中游泳、戏水、打草、捕鱼、捞虾、洗衣、洗菜或进行其他活动。因生产、生活和防汛需要接触疫水时，要采取涂抹防护油膏、穿戴防护用品等措施。接触疫水后，要及时到当地医院或血吸虫病防治机构进行检查或接受预防性治疗。

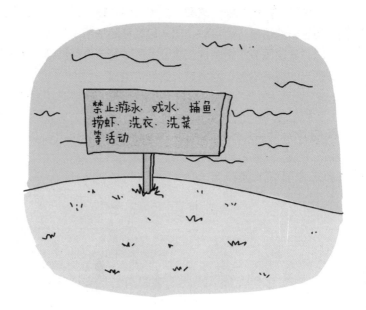

家养犬、猫应接种狂犬病疫苗；人被犬、猫抓伤、咬伤后，应立即冲洗伤口，并尽快注射抗狂犬病免疫球蛋白（或血清）和狂犬病疫苗。

狂犬病是由狂犬病病毒引起的急性传染病，主要由携带狂犬病病毒的犬、猫等动物咬伤所致，一旦引起发病，病死率达100%。

狂犬病暴露分为三级：接触或者喂养动物，或者完好的皮肤被舔舐，为Ⅰ级暴露；裸露的皮肤被轻咬，或者无血的轻微抓伤、擦伤为Ⅱ级暴露；单处或多处贯穿性皮肤咬伤或抓伤，或破损皮肤被舔，或者开放性伤口、黏膜被污染为Ⅲ级暴露。Ⅰ级暴露者，无须进行处置；Ⅱ级暴露者，应当立即处理伤口并接种人用狂犬病疫苗；Ⅲ级暴露者，应当立即处理伤口并注射狂犬病免疫球蛋白或血清，随后接种人用狂犬病疫苗。狂犬病疫苗一定要按照程序按时、全程接种。

为控制狂犬病传播，饲养者要为犬、猫接种兽用狂犬病疫苗，防止犬、猫发生狂犬病并传播给人。带犬外出时，要使用犬链，或给犬戴上笼嘴，防止咬伤他人。

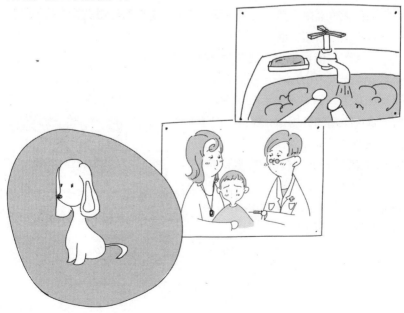

15

蚊子、苍蝇、老鼠、蟑螂等会传播疾病。

蚊子可以传播疟疾、乙脑、登革热等疾病。搞好环境卫生，消除蚊子滋生地。蚊幼虫生活在水中，要将环境中的各类积水加以清理，无法清理的积水可定期投放杀蚊幼剂。根据情况选用纱门、纱窗、蚊帐、蚊香、杀虫剂等防蚊灭蚊用品，防止蚊子叮咬。

苍蝇可以传播霍乱、痢疾、伤寒等消化道疾病。搞好环境卫生，管理好垃圾、粪便、污物，消除苍蝇滋生地。不乱丢垃圾，生活垃圾袋装化。不随地大小便，处理好宠物粪便。安装纱门、纱窗、防蝇门帘等防蝇设施，切断苍蝇侵入途径。保管好食物，防止苍蝇叮爬。灭蝇措施可优先使用苍蝇拍、灭蝇灯、粘蝇纸（带、绳）等物理方法。

老鼠可以传播鼠疫、流行性出血热、钩端螺旋体病等多种疾病。搞好环境卫生，减少老鼠的藏身之地。安装防鼠门、防鼠网、封堵孔洞等。保管好食品，减少老鼠对食物的污染。杀灭老鼠可以用鼠夹、鼠笼、粘鼠板等捕鼠工具，还可以使用安全、高效的药物。要注意灭鼠药的保管和使用方法，防止人畜中毒。

蟑螂可以传播痢疾、伤寒等多种疾病，其排泄物与尸体中的蛋白还可引起过敏性鼻炎和哮喘。蟑螂多生活在温暖、潮湿、食物丰富的环境中，保持室内干燥、清洁，可以减少蟑螂的滋生。要将食物密闭存放，餐具用热水冲洗干净，炉灶等处保持清洁，及时清理餐厨垃圾。可以使用杀蟑毒饵等药物或粘蟑纸杀灭蟑螂。

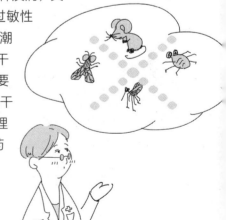

16 发现病死禽畜要报告，不加工、不食用病死禽畜，不食用国家保护的野生动物。

许多疾病可以通过动物传播，如鼠疫、狂犬病、传染性非典型肺炎、高致病性禽流感、包虫病、绦虫兵和囊虫病、血吸虫病等。预防动物源性疾病传播，要做到：接触禽畜后要洗手；不与病畜、病禽接触；不加工、不食用病死禽畜；不加工、不食用未经卫生检疫合格的禽畜肉；不吃生的或未煮熟煮透的禽畜肉；不食用野生动物。

发现病死禽畜要及时向畜牧部门报告，并按照畜牧部门的要求妥善处理病死禽畜。

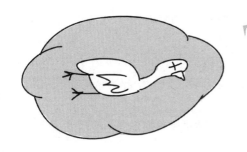

发现病死禽畜要及时向
畜牧部门报告，并按照
畜牧部门的要求妥善处
理病死禽畜。

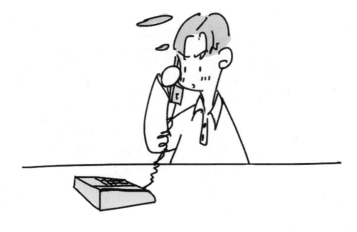

17 关注血压变化，控制高血压危险因素，高血压患者要学会疾病自我管理。

在未使用降压药物的情况下，非同日3次测量收缩压≥140mmHg和（或）舒张压≥90mmHg，可诊断为高血压。患者有高血压病史，目前正在服用抗高血压药物，血压虽低于140/90mmHg，仍诊断为高血压。

超重或肥胖、高盐饮食、吸烟、长期饮酒、长期精神紧张、体力活动不足者是高血压的高危人群。

高血压患者应遵医嘱服药，定期测量血压和复查。高血压高危人群及高血压患者要养成健康的行为生活方式，食盐摄入量不应超过6克/日，应多吃水果和蔬菜，减少油脂摄入，做到合理膳食、控制体重、戒烟限酒、适量运动、减轻精神压力、保持心理平衡。

普通高血压患者的血压（收缩压和舒张压）均应严格控制在140/90mmHg以下；糖尿病、慢性肾病、稳定性冠心病、脑卒中后患者的血压控制更宜个体化，一般可以降至130/80mmHg以下；老年人收缩压降至150mmHg以下。如能耐受，以上全部患者的血压水平还可以进一步降低。

高血压患者应掌握家庭自测血压方法，做好血压自我监测。

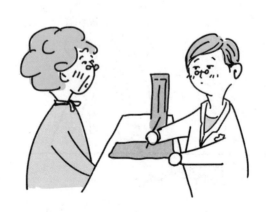

18 关注血糖变化，控制糖尿病危险因素，糖尿病患者应加强自我管理。

出现糖尿病症状加上随机血糖≥11.1mmol/L，或空腹血糖≥7.0mmol/L或糖负荷2小时血糖≥11.1mmol/L，可诊断为糖尿病。空腹血糖（FBG）在6.1mmol/L≤FBG＜7.0mmol/L或糖负荷2小时血糖（2hPG）在7.8mmol/L≤2hPG＜11.1mmol/L为糖调节受损，也称糖尿病前期，是糖尿病的极高危人群。

具备以下因素之一，即为糖尿病高危人群：处于糖尿病前期、超重或肥胖、高血压、血脂异常、糖尿病家族史、妊娠糖尿病史、巨大儿（出生体重≥4kg）生育史。

糖尿病患者应全面了解糖尿病知识，遵医嘱用药，定期监测血糖和血脂，控制饮食，适量运动，不吸烟，不喝酒，加强自我健康管理，预防和减少并发症。

糖尿病患者应全面了解糖尿病知识，遵医嘱用药，定期监测血糖和血脂，控制饮食，适量运动，不吸烟，不喝酒，加强自我健康管理，预防和减少并发症。

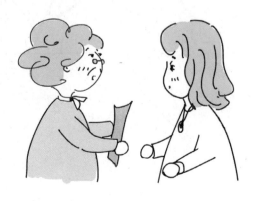

19

积极参加癌症筛查，及早发现癌症和癌前病变。

癌症筛查和早期检测是发现癌症和癌前病变的重要途径，有利于癌症的早期发现和及时治疗，应积极参加癌症定期检查。成年女性应定期参加宫颈癌和乳腺癌筛查，还应进行乳腺自我检查。国家为部分地区农村妇女提供免费的宫颈癌、乳腺癌检查。国家在部分农村高发地区和城市地区开展肺癌、上消化道癌、大肠癌、结肠癌、肝癌、鼻咽癌等癌症筛查和早诊早治工作。

采取健康生活方式可以预防多种癌症的发生。如戒烟可降低患肺癌的风险；合理饮食可减少结肠癌、乳腺癌、食管癌、肝癌和胃癌的发生；预防和治疗人乳头瘤病毒，可减少宫颈癌的发生。

早发现、早诊断、早治疗是提高癌症治疗效果的关键。重视癌症的早期征兆，发现异常情况及时就医。

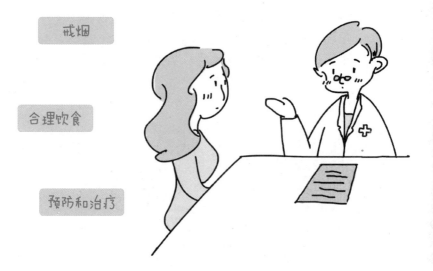

20 每个人都可能出现抑郁和焦虑情绪，正确认识抑郁症和焦虑症。

　　情绪是人类对于各种认知对象的一种内心感受或态度，是人们对工作、学习、生活环境以及他人行为的一种情感体验。情绪分为积极情绪和消极情绪。积极情绪又称正面情绪，主要表现为爱、愉悦、满足、自豪等，使人感到有信心、有希望、充满活力；消极情绪又称负面情绪，主要表现为忧愁、悲伤、痛苦、恐惧、紧张、焦虑等，过度的消极情绪会对人的身心造成不良影响，严重时可能发展为抑郁症和焦虑症等。

　　抑郁症和焦虑症是两种常见的精神障碍。出现心情压抑、愉悦感缺乏、兴趣丧失，伴有精力下降、食欲下降、睡眠障碍、自我评价下降、对未来感到悲观失望等表现，甚至有自伤、自杀的念头或行为，持续存在2周以上，就有可能患了抑郁症。突然或经常莫名其妙地感到紧张、害怕、恐惧，常伴有明显的心慌、出汗、头晕、口干、呼吸急促等躯体症状，严重时有濒死感、失控感，如经常频繁发生，就有可能患了焦虑症。

　　一过性的或短期的抑郁和焦虑情绪，可通过自我调适或心理咨询予以缓解和消除，不用过分担心。如果怀疑自己患有抑郁症和焦虑症，不要有病耻感，要主动就医，及时、规范治疗。抑郁症和焦虑症都是由多种因素造成的大脑疾病，不要歧视抑郁症和焦虑症患者。

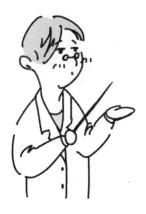

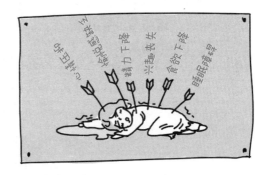

21

关爱老年人，预防老年人跌倒，识别老年期痴呆。

　　关爱老年人，尊重老年人的思维方式和自主选择，力所能及地为老年人创造更好的生活环境，支持和鼓励老年人树立新的社会价值自信和家庭价值自信。

　　跌倒是造成65岁及以上人群因伤害致死的第一位原因，老年人需要增强防跌倒意识。家居环境中尽可能减少障碍物；改善家中照明，保证照明亮度；地面要防滑，并保持干燥；在马桶旁、浴缸旁安装扶手；淋浴室地板上应放置防滑橡胶垫。老年人要选择适合自己的体育锻炼方式，坚持锻炼，增强自身抗跌倒能力和平衡能力。

　　老年期痴呆是老年期常见的一组慢性进行性精神衰退性疾病，表现为记忆力、计算力、判断力、注意力、抽象思维能力、语言功能减退，情感和行为障碍，独立生活和工作能力丧失。老年期痴呆是不可逆转的进行性病变，应该由精神科或神经科医生诊治，需要给予充分关爱和特殊护理。

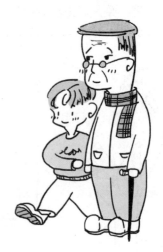

老年人要选择适合自己的体育锻炼方式，坚持锻炼，增强自身抗跌倒能力和平衡能力。

22 保健食品不是药品，正确选用保健食品。

保健食品指声称具有特定保健功能或者以补充维生素、矿物质为目的的食品，即适宜于特定人群食用，具有调节机体功能，不以治疗疾病为目的，并且在规定剂量之内，对人体不产生任何急性、亚急性或者慢性危害的食品。保健食品可补充膳食摄入不足或调解身体功能，健康人群如果能够坚持平衡膳食，不建议额外使用保健食品。

我国对保健食品实行注册审评制度，由国家食品药品监督管理总局对审查合格的保健食品发给《保健食品批准证书》，获得《保健食品批准证书》的食品准许使用保健食品标志。保健食品标签和说明书必须符合国家有关标准、法规的要求。消费者可根据自身需要，正确选择国家主管部门正式批准和正规厂家生产的合格保健食品，但不能代替药品。

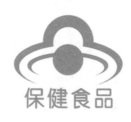

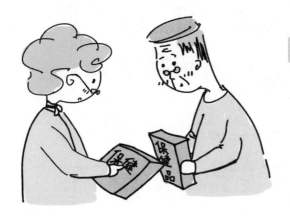

补充维生素

平衡膳食

23

中医养生保健，是指在中医理论指导下，通过各种方法达到增强体质、预防疾病、延年益寿目的的保健活动。

中医养生保健是在中医学理论的指导下，通过采取正确的预防、康复措施，增进健康，预防疾病，从而达到延年益寿的目的。我们应掌握科学的养生保健方法，主动采取养精神、调情志、节饮食、练形体、常运动、慎房事、适寒温等措施保养身体，以达到增强体质、预防疾病、延年益寿的目的。例如，合理安排一日三餐，参加适量的户外运动，保持心情舒畅和良好心态，保证充足的睡眠等。

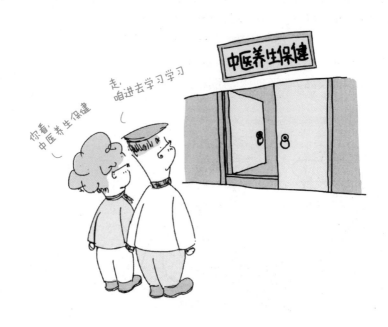

24 中医养生的理念是顺应自然、阴阳平衡、因人而异。

"顺应自然"：中医学认为，人与天地相参，与日月相应。顺应自然养生包括顺应四时调摄和昼夜晨昏调养，即人的精神、起居、饮食、运动和防病都要因时、因地而变化，从而达到人体内环境与外环境相适应的目的。例如，养成规律的生活起居习惯，根据四季的不同特点适当调节自己的饮食起居规律等。

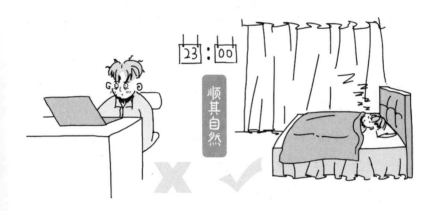

"阴阳平衡"：阴阳学说认为，人体的阴阳变化与自然界四时阴阳变化协调一致，就可以延年益寿：因而主张顺应自然，春夏养阳，秋冬养阴，精神内守，饮食有节，起居有常，从而保持人体内部和内外界环境之间的阴阳平衡，达到增进健康、预防疾病的目的。

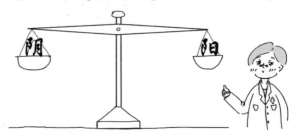

因人而异：不同人群的体质类型及人在婴儿、儿童、青少年、成年、中老年等不同时期的体质均存在差异，因此，在中医养生保健过程中，不同的人需要制定个性化的防治原则和保健方法。例如，小儿属"稚阴稚阳"之体，不论用温热剂还是苦寒剂，均应中病即止；老年人大多肾气已衰，中气虚乏，易受邪致病，治病用药尤须审慎；阴虚体质者宜甘寒、酸寒、咸寒、清润，忌辛热温散、苦寒沉降；阳虚体质者宜益火温补，忌苦寒泻火等。

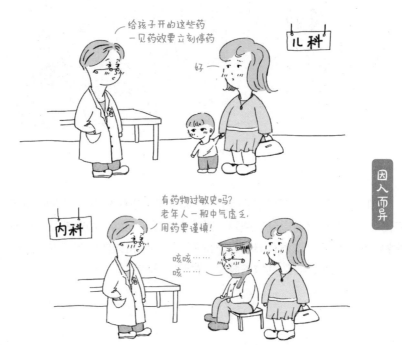

25 情志、饮食、起居、运动是中医养生的四大基石。

　　平和的心态、均衡的营养、合理的起居、适量的运动对于每个人都至关重要，而中医养生则将情志、饮食、起居和运动作为养生保健的四大基石。

　　情志是指人的情绪、情感，其中具有代表性的7种正常情志活动喜、怒、忧、思、悲、惊、恐称为"七情"。正常情况下，七情活动是对外界刺激和体内刺激的保护性反应，有益于身心健康。但如果由于内外刺激引起七情太过，则会影响人体健康。因此，我们应保持情绪稳定，心情愉悦，积极向上，尽量减少焦虑、忧郁、愤怒、急躁等不良情绪。

　　饮食是保证生命生存和健康的基本条件。合理的饮食可以为人体提供生命所需的营养和能量，维持人体生长、发育，完成各种生理功能，有益身体健康。但若饮食不当，就会损伤脾胃，影响机体功能，从而导

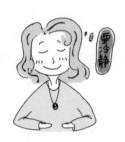

平和的心态

要冷静

世界如此美好，
我却如此暴躁，
这样不好，不好~

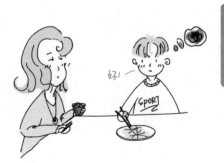

合理的饮食

你在学校要按时吃饭，
注意卫生，营养要均
衡，不要暴饮暴食，饭
不要吃凉的，太烫的也
不行，知道了吗？

好！

致疾病发生。因此我们应该合理搭配饮食，均衡营养，做到饥饱得当、安全卫生、定时定量、寒热适宜。

　　合理的起居就是要适应四时时令的变化，安排适宜的作息时间，劳逸结合，以达到预防疾病，增进健康和长寿的目的。例如，注重居住环境卫生，保证充足的睡眠，根据季节变换和自身的体质恰当地增减衣物，养成良好的生活习惯等。

合理的起居

运动是指用各种体育运动方式（如太极拳、五禽戏、八段锦、气功，或跑步、游泳、骑自行车、打球等）进行锻炼，以增强体质，延年益寿。只要在适宜的时间，选择适合自己身体状况的运动方式，做到动静有度、量力而行，并持之以恒，就能达到强身健体、有益健康的目的。

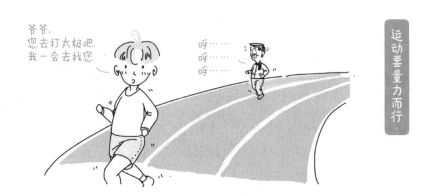

26 中医养生保健强调全面保养、调理，从青少年做起，持之以恒。

　　中医养生保健重在整体性和系统性，涉及生命活动的各个环节，并将影响健康的各种因素考虑在内，通过调节情志、饮食、起居，适量运动，适当运用药物、针灸、推拿等各种方式，进行全面保养和调理，目的是增强体质，预防疾病，延年益寿。因此，中医养生保健贯应该贯穿人体发展的全过程，我们应从青少年做起，养成良好的生活习惯，学习一些养生保健方法，持之以恒，从而提高自己的防病抗病的能力。

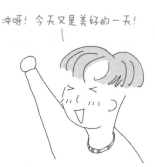

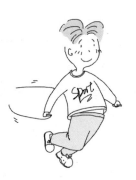

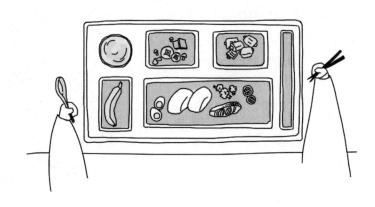

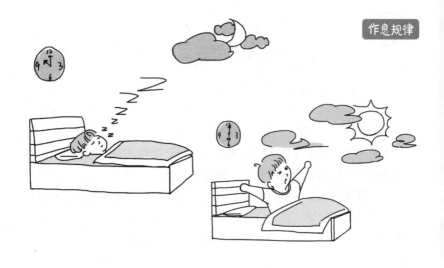

27 中医治未病思想涵盖健康与疾病的全程，主要包括三个阶段：一是"未病先防"，预防疾病的发生；二是"既病防变"，防止疾病的发展；三是"瘥后防复"，防止疾病的复发。

"未病先防"：是指在疾病发生之前，做好各种预防工作，以防止疾病的发生。要防病必先强身，欲强身必重养生。把精、气、神视为养生的核心，强调养生之道必须协调阴阳、谨慎起居、调和脏腑、动静适宜、养气保精、综合调养。养生是最积极的预防措施，有助于增进健康、延年益寿、提高生命质量。

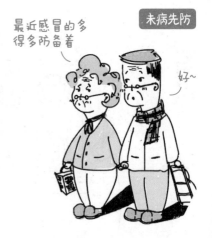

最近感冒的多 得多防备着

未病先防

好~

　　"既病防变"：是指未病之时，注重防患于未然。一旦发病，当注意早期诊断和早期治疗。早期诊断、早期治疗，是既病防变的关键，一方面可控制病邪蔓延，另一方面又可以避免正气的过度损耗，易于治疗和恢复健康。

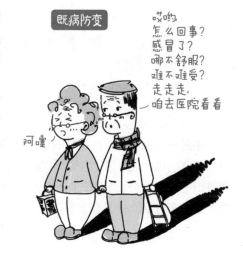

　　"瘥后防复"：是指疾病初愈（机体功能尚未完全恢复），要防止疾病复发或滋生其他疾病。例如，支气管哮喘和慢性鼻炎、咳嗽等人群，可以在夏季贴"三伏贴"来预防冬季疾病复发或加重，即"冬病夏治"；发热、感冒初愈是，应先清淡饮食，尽量少食用油腻、不易消化的食物，以防复发。

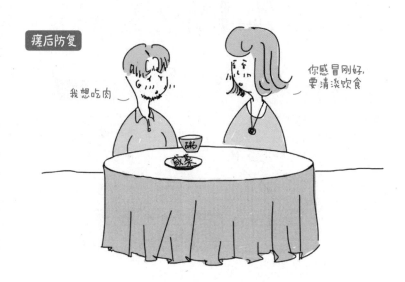

28

中药保健是利用中药天然的偏性调理人体气血阴阳的盛衰。服用中药应注意年龄、体质、季节的差异。

中药保健主要是以中医学的基本特点——整体观念为指导思想，利用中药寒、热、温、凉"四气"和酸、苦、甘、辛、咸"五味"的偏性，通过辩证来达到补益脏腑、调和气血、平衡阴阳、增进健康之目的，使未衰老者更健康，使已衰老者延缓老化。

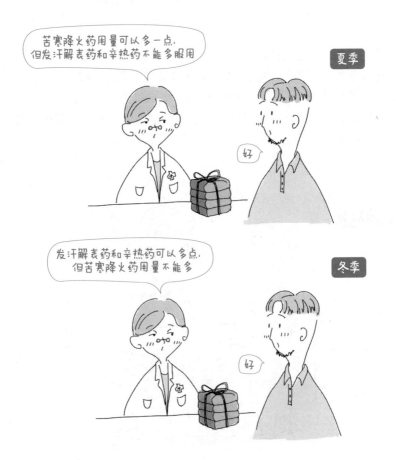

不同年龄、体质的人，对药物的耐受程度不同，因而用药也会有差异。例如，老年人、小儿、妇女产后及体质虚弱的患者，应该减少药物用量；成人及平素体质壮实的患者用量宜重。另外，服用中药还受季节、气候等因素的影响，因而要做到"因时制宜"。例如，夏季发汗解表药及辛热药不宜多用，苦寒降火药用量宜重，而冬季则反之。

29 药食同源。常用药食两用的中药有：蜂蜜、山药、莲子、大枣、龙眼肉、枸杞子、核桃仁、茯苓、生姜、菊花、绿豆、芝麻、大蒜、花椒、山楂等。

中医学认为，食物和人所患的疾病及食用的药物有密切的关系，即"药食同源"。可以说，很多食物既是食物也是药物，古代医学家将中药的"四性""五味"理论运用到食物之中，认为每种食物也具有"四性""五味"。日常生活中常用药食两用的中药主要有以下15种。

1-蜂蜜

▶性味
甘，平。
▶归经
肺、脾、大肠经。
▶功效与主治
有补中、润燥、止痛、解毒的功效。用于脘腹虚痛、肺燥干咳、肠燥便秘；外治疮疡不敛，水火烫伤。
▶饮食宜忌
体内湿气较重、腹胀或腹泻者不宜食用。

▶食疗方
决明子蜂蜜饮：决明子10克，蜂蜜20克。将决明子炒黄、碾碎，放入锅内，加入适量清水，煮20分钟，趁水沸时，加入蜂蜜，即可饮用。有润肠通便的作用。适用于前列腺增生、习惯性便秘等。

2-山药

▶性味
甘，平。
▶归经
脾、肺、肾经。
▶功效与主治
有补脾养肺、固肾益精的功效。适用于身体虚弱、惊声倦态、食欲不振、消化不良、慢性腹泻、虚劳咳嗽、遗精盗汗、妇女白带等症。
▶饮食宜忌
体内有邪气入侵，为实证者，不宜食用。
▶食疗方
凉拌山药：山药200克，莴笋50克，胡萝卜50克。将山药洗净、切丝，胡萝卜洗净、切成细丝，莴笋洗净、切片。先将山药丝放入油锅内，炸至焦黄，放入盘中，再把胡萝卜丝和莴笋片摆在山药丝上，加适量精盐、胡椒粉和少量香油，即可食用。

3-莲子

▶性味
甘、涩，平。
▶归经
脾、肾、心经
▶功效与主治
有养心安神、益肾涩精、健脾止泻的功效。适用于心悸失眠、遗精、带下、脾虚久泻等症。

▶饮食宜忌

腹胀及便秘者不宜食用。

▶食疗方

莲子枸杞羹：莲子50克，枸杞30克。将莲子浸泡、去芯，枸杞洗净，一起放入锅内，加入适量清水，煮沸后，改用文火煮至莲子熟烂，加入适量白糖，即可食用。有补肝肾、养心血、明目安神的作用。适用于头晕眼花，食欲不佳，阳痿遗精，妇女白带，贫血等。

4-大枣

▶性味

甘，温。

▶归经

脾、胃经。

▶功效与主治

有补中益气、生津、养血安神的功效。适用于脾虚食少、乏力便溏等症。

▶饮食宜忌

体内痰湿阻滞、消化不良，或患有牙病、虫病者不宜食用。

▶食疗方

枣菊饮：大枣50克，菊花30克。将红枣洗净，和菊花一起放入锅内，加入适量清水，煮20分钟，即可饮用。适用于高血压、血清胆固醇过高等。

5-龙眼肉

▶性味

甘，温。

▶归经

心、脾经。

▶功效与主治

有补益心脾、养血安神的功效。适用于气血不足、心悸怔忡、健忘、失眠、血虚萎黄等症。

▶饮食宜忌

体内有痰湿阻滞或心火旺盛者不宜食用。

▶食疗方

龙眼粥：龙眼20克，大米100克。将龙眼洗净，大米淘净，一起放入锅内，加入适量清水，煮沸后，改用文火煮至大米熟烂，即可食用。有健脾养心、补血安神的作用。适用于阳痿早泄、失眠健忘、食少便溏、疲乏无力、下肢浮肿等症。

6-枸杞子

▶性味

甘，平。

▶归经

肝、肾经。

▶功效与主治

有滋补肝肾、益精明目的功效。适用于肝肾阴虚、精血不足、腰膝酸痛、视力减退、头晕目眩等。

▶饮食宜忌

脾虚便稀、感冒发热、消化不良者不宜食用。

▶食疗方

枸杞鸡蛋：枸杞20克，鸡蛋2个。将枸杞洗净，鸡蛋打破、搅拌均匀，一起放入碗内，上蒸笼蒸熟，即可食用。每天早、晚各服1次。有增强视力的作用。适用于老年人视力衰退、花眼。

7-核桃仁

▶ 性味

甘，温。

▶ 归经

肾、肺经。

▶ 功效与主治

有补肾固精、温肺定喘、润肠的功效。适用于肾虚喘嗽、腰痛脚弱、阳痿、遗精、小便频数、石淋、大便燥结等。

▶ 饮食宜忌

体内有痰火积热或阴虚火旺者不宜食用。

▶ 食疗方

菊花核桃粥：菊花15克，核桃仁15克，大米100克。将菊花、核桃仁洗净，大米淘净，同时放入锅内，加入适量清水，烧沸后，改用文火煮至大米熟烂，即可食用。有散风热、补肝肾、降低血压的作用。健康人食用可以增强抵抗力，因此秋天食用更为适宜。还适用于高血压患者。

8-茯苓

▶ 性味

甘、淡，平。

▶ 归经

心、肺、脾、肾经

▶ 功效与主治

有利水渗湿、健脾宁心的功效。适用于水肿尿少、痰饮眩悸、脾虚食少、心神不安、惊悸失眠等症。

▶ 饮食宜忌

体质虚寒、二便清稀、易滑精者，或内脏下垂、脱肛、月经淋漓不尽等气虚下陷者不宜食用。

▶食疗方

茯苓粥：茯苓15克，大米100克。改用文火熬至大米熟烂，加入调料（鸡精、精盐和胡椒粉），即可食用。有健脾利湿的作用。适用于老年性肥胖症。

9–生姜

▶性味
辛，微温。
▶归经
肺、脾、胃经。
▶功效与主治
有解表散寒、温中止呕、化痰止咳的功效。适用于风寒感冒、胃寒呕吐、寒痰咳嗽等。
▶饮食宜忌
阴虚内热者不宜食用，孕妇宜少食、慎食。
▶食疗方
生姜紫苏饮：紫苏子10克，生姜15克，红糖20克。将紫苏子洗净，生姜洗净、切片，一起放入锅内，加入适量清水、再加入红糖，煮沸后改用文火，再煮20分钟，即可饮用。有止咳化痰、平喘润肠的作用。适用于外感风寒、风热时邪等症。

10–菊花

▶性味
甘、苦，微寒。
▶归经
肺、肝经。
▶功效与主治
有散风清热、平肝明目的功效。适用于风热感冒、头痛眩晕、目赤肿痛、眼目昏花等症。

▶饮食宜忌

风寒感冒、过敏体质、血压偏低、脾虚、胃寒证者不宜食用。

▶食疗方

菊花茶：菊花4~5朵。将菊花放入茶杯内，用沸水冲泡，香气浓郁，即可饮用。有疏风清热、提神醒脑、养肝明目、降压通脉的作用。如果早晨用棉签蘸菊花茶汁轻敷眼睛，有助于消除黑眼圈。

11-绿豆

▶性味

甘，寒。

▶归经

心、胃经。

▶功效与主治

有清热解毒、消暑的功效。适用于暑热烦渴、疮毒痈肿，可解酒毒、煤毒、烟毒及附子、巴豆毒等。

▶饮食宜忌

素体阳虚、脾胃虚弱或病后初愈者不宜食用。

▶食疗方

甘草绿豆汤：甘草10克，绿豆100克。将甘草洗净、泡软，切成薄片，绿豆洗净，一起放入锅内，加入适量清水，大火煮沸后，再改用文火煮至绿豆熟烂，即可饮用。适用于夏天消解暑热和药物中毒急救。如中毒严重者，服用后必须到医院抢救。

12-芝麻

▶性味

甘，平。

▶归经

肝、肾、大肠经。

▶功效与主治

有补肝肾、益精血、润肠燥的功效。适用于头晕眼花、耳鸣耳聋、须发早白、病后脱发、肠燥便秘等症。

▶饮食宜忌

腹泻、便溏、带下病、滑精、阳痿等精气不固者不宜食用。

▶食疗方

黑芝麻茶：黑芝麻30克，绿茶5克。将黑芝麻和绿茶一起放入杯中，用沸水冲泡，即可饮用。有滋阴养血、补益肝肾、养血降压、清热的作用。适用于高血压伴有动脉粥样硬化、高脂血症。

13-大蒜

▶性味

辛，温。

▶归经

脾、胃、肺经。

▶功效与主治

有健胃、止痢、止咳、杀菌、驱虫的功效。适用于肺结核、百日咳、食欲不振、消化不良、水肿、腹泻、细菌性痢疾、阿米巴痢疾、肠炎、蛲虫病、钩虫病等；外用治阴道滴虫、急性阑尾炎等。

▶饮食宜忌

阴虚火旺或眼睛、咽喉、牙齿、口腔等疾患者，或感冒、水痘、风疹、麻疹等时行病后不宜食用。

▶食疗方

生蒜：将大蒜含在口中，咽下津液，待大蒜无味后吐出。有缓解风寒咳嗽、感冒初起等症状。

14-花椒

▶性味
辛，温。

▶归经
脾、胃、肾经。

▶功效与主治
有温中止痛、杀虫止痒的功效。适用于脘腹冷痛、呕吐泄泻、虫积腹痛、蛔虫症等。

▶饮食宜忌
阴虚火旺者忌食，孕妇慎食。

▶食疗方
花椒粥：花椒15克，大米100克。将花椒洗净，放入锅内，加入适量清水，煮10分钟后捞出。将大米淘净，再放入锅内，加入适量清水，煮沸后，改用文火煮至大米熟烂，即可食用。有温通、散寒、止痛的作用。适用于龋齿疼痛，怕冷恶风，牙痛等症。

15-山楂

▶性味
酸、甘，微温。

▶归经
脾、胃、肝经。

▶功效与主治
有消食健胃、行气散瘀的功效。适用于肉食积滞、脘腹胀满、泻痢腹痛、高脂血症等。

▶饮食宜忌
脾胃虚弱者慎食。

▶食疗方
山楂莲子饮：山楂100克，莲子100克。将山楂洗净，莲子泡软、洗净，去掉莲心。先将莲子放入锅内，煮至半熟时，再将山楂放入锅内，待莲子熟烂（此时山楂已经熟烂），加入白糖，即可饮用。有消食开胃、养心安神的作用。健康人饮用可益智健脑，延年益寿。

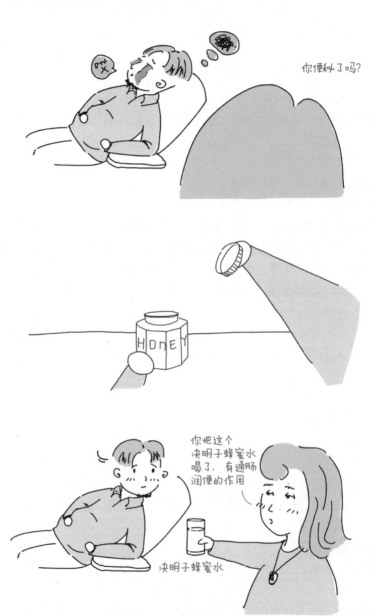

30 中医保健五大要穴是膻中、三阴交、足三里、涌泉、关元。

1–膻中

▶定位

在胸部，横平第4肋间隙，前正中线上。

▶功能与主治

理气宽胸，平喘止咳。胸闷，气喘，心悸，产妇乳少，小儿吐乳。

▶自我保健

指压按摩：用拇指指腹揉按膻中，以局部酸胀为宜。

灸法：艾条灸10～20分钟。

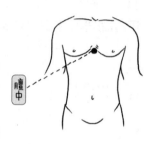

2–三阴交

▶定位

内踝尖直上3寸处。

▶功能与主治

通血脉，活经络，疏通下焦，清利湿热。遗尿、癃闭、小便短赤涩痛等泌尿系统病症；消化不良、腹胀等脾胃病症。

▶自我保健

用拇指或中指指端按揉，称为"按揉三阴交"。

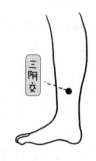

3-足三里

▶定位

外侧膝眼下3寸，胫骨外侧约1横指处。

▶功能与主治

健脾和胃，调中理气；小儿保健常用穴。呕吐、泄泻、腹胀、腹痛等消化道疾患；各种慢性病。

▶自我保健

用拇指按揉，称为"按揉足三里"。

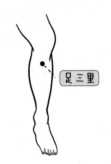

足三里

4-涌泉

▶定位

足掌心前1/3凹陷处。

▶功能与主治

引火归元，退虚热，止吐泻。左揉止吐，右揉止泻。五心烦热、夜啼、烦躁不安等虚火上炎病症；发热、呕吐等实热病症。

▶自我保健

用拇指指端按揉，称为"揉涌泉"。

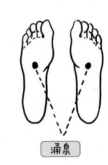

涌泉

5-关元

▶定位

在下腹部，脐中下3寸，前正中线上。

▶功能与主治

培元固脱，温肾壮阳，调经止带。遗精，阳痿，月经不调，子宫肌瘤。

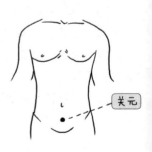

关元

▶自我保健

指压按摩：将掌心搓热后敷在关元穴上，每次1～2分钟。

灸法：艾条灸10～20分钟。

! 注意：孕妇禁刺灸。

31 自我穴位按压的基本方法有：**点压、按揉、掐按、拿捏、搓擦、叩击、捶打。**

1-点压

▶**使用手指**
一般多用食指、中指或者拇指。

▶**操作要点**
施术手指与穴位垂直，其余手指夹持或者支撑于术指的末节指关节处，力气通过上臂、前臂达到指端，以每秒钟1～2次的频率，有节奏地一点一提。点时以臂力加压，提时指节稍放松减压。用力的大小可分为轻点（点时运用前臂力量）、中点和重点（点时运用前臂与上臂力量相结合），具体力度视病情而定。

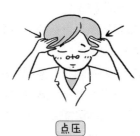

点压

▶适宜病症
头痛、牙痛、腰腿痛等，或用于急救。

2-按揉

▶使用手指
多用拇指、食指或中指的指腹。

▶操作要点
手指伸直，末节指关节稍后屈伸，用指端按
压时，术指伸直，指端与穴位垂直，其他手
指夹持或支撑于术指的末节指关节处，运用
臂力，使力气从臂部直贯指端，同时以腕关
节为主，肘关节为辅配合做旋转运动，使穴
位皮肤及皮下组织与腕、指一同旋转。

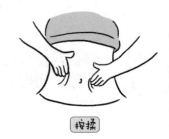

▶适宜病症
胸胁胀满、脘腹胀痛、泄泻、便秘等。

3-掐按

▶使用手指
多用拇指、食指的指甲直接切压穴位。

▶操作要点
掐法为强刺激，多用于较为敏感的穴位。一
手握住或者托住施术部位，另一手除施术指
外，也尽可能夹持于穴位附近，以保持托术
部位稳定。然后运用指、掌、腕部的力量对
准穴位掐按，如需要更重的刺激，可将前臂
和上臂的力量相结合。点掐以每秒１～２次
的频率为佳，有节奏地一掐一松，为避免掐
破皮肤，可在施术部位放置一块薄布，掐后
在局部轻轻按揉，以缓解疼痛。

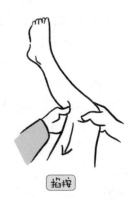

▶适宜病症
头晕、昏迷不醒、半身不遂、癔症发作等。

4 - 拿捏

▶ 使用手指
多用拇指、食指、中指，或五指并用。

▶ 操作要点
用单手或双手的拇指与其他手指指面相对用力，在一定的穴位或部位上进行有节律的拿捏，手臂放松，手腕灵活，前臂发力，以掌指关节活动为主，用力先由轻到重，再由重到轻，动作缓和而连贯。

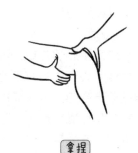

拿捏

▶ 适宜病症
关节脱位、四肢骨折、肘关节或指关节损伤等。

5 - 搓擦

▶ 使用手指
多用食指、中指、无名指、大鱼际或五指并用。

▶ 操作要点
用食指、中指、无名指、大鱼际或五指在一定的穴位或部位上进行可快速的往返移动，手指要自然伸开，着力于施术部位，用力要平稳均匀，动作连贯，频率要快。

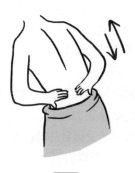

搓擦

▶ 适宜病症
腰酸背痛、肢体麻木、消化不良、脘腹胀满、神经衰弱等。

6-叩击

▶ 使用手指
单手或双手五指。

▶ 操作要点
单手或双手五指并拢，对准穴位，以腕关节屈伸运动产生的力量为主，以指关节屈伸运动产生的力量为辅相互配合，以每秒1～2次的频率为佳，有节奏地叩击。一般以穴位产生酸胀感、微红发热为宜。如需要强刺激，则以肘关节伸屈运动产生的力量相配合。

▶ 适宜病症
腰酸背痛、腰腿疼痛、局部麻木、肌肉劳损、风湿痹痛等。

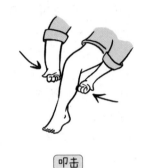

叩击

7-捶打

▶ 使用手指
单手或双手手握空拳。

▶ 操作要点
单手或双手手握空拳，以小鱼际外侧接触皮肤，用力捶打，用力由轻到重，以捶打部位感受刺激并舒适为宜。

▶ 适宜病症
局部酸痛、肌肉萎缩等。

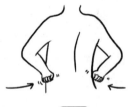

捶打

！注意：各种急性传染病、急性骨髓炎、结核性关节炎、传染性皮肤病、皮肤湿疹、水火烫伤、肤溃疡、肿瘤以及各种疮疡等患者，急性腹膜炎、急性化脓性腹膜炎、急性阑尾炎患者，妇女经期、怀孕5个月以上的孕妇，久病过分虚弱的、素有严重心血管病的或高龄体弱的患者，均不宜进行按压。

32 刮痧可以活血、舒筋、通络、解郁、散邪。

刮痧是以中医经络腧穴理论为指导，通过特制的刮痧器具和相应的手法，蘸取一定的介质，在体表进行反复刮动、摩擦，使皮肤局部出现红色粟粒状，或暗红色出血点等"出痧"变化，从而达到活血透痧的作用。通过刮痧，可以达到活血、舒筋、通络、解郁、散邪的效果。

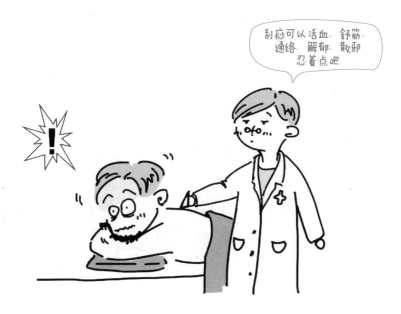

1-刮痧器具

常用的刮痧器具有硬币、瓷碗、药匙、棉纱线、头发、萱麻、刮痧板等，现最常用的是水牛角刮痧板，因为水牛角具有清热凉血、解毒定惊的作用，不仅在使用上得心应手，而且能增加临床作用。常用刮痧介质有水剂（如温开水等）、油剂（如芝麻油、菜籽油）和活血剂（如红花油、刮痧油等）。

2-常用手法

（1）多选用长方形水牛角刮痧板或其他刮痧工具，刮痧板与皮肤呈45度角。刮时应节奏分明，快慢有序，力度不可太大，应根据病情需要采用补泻或平补平泻手法。

（2）刮拭时应始终保持一个方向刮拭，多从上而下，从内向外，不可来回刮拭。

（3）刮拭多采用直线刮拭，多沿经络，但也可根据病情需求，用刮痧板的角部对穴位进行点穴按压。

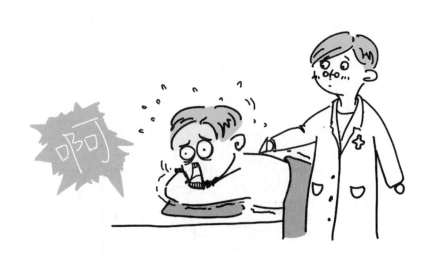

3-刮痧顺序

（1）颈部：颈后部由后发际向下至大椎穴，颈部两侧由耳垂部向下至颈肩部，颈前由颌下向下至天突穴，由上向下反复刮拭。

（2）肩部：由大椎穴及颈肩部向外直刮或斜刮至肩峰部位。

（3）背部：先由大椎沿后背正中的督脉向下直刮至腰骶部，力度应适中；再刮拭两侧的华佗夹脊穴和膀胱经，由上向下顺刮，背部肋间，由内向外斜刮，可刮成鱼骨状。

（4）胸部：由天突穴向下刮至鸠尾穴（剑突下）；胸肋部两侧由内向外沿肋骨间斜刮。

（5）腹部：由鸠尾穴向下直刮至耻骨；腹正中线两侧均由上向下顺刮。

（6）四肢：上、下肢的内、外侧均由上向下顺刮；肘、腘窝处亦由上向下顺刮，但力度可稍大。

刮痧时，应先头部后身体；身体应先肩颈后背部，再胸腹，最后四肢、肘腘窝。

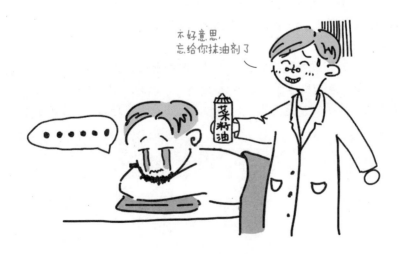

4 - 适宜病症

（1）感冒、头痛、中暑等常见病。

（2）骨关节退行性病变、疼痛性疾病，如颈椎病、肩周炎、腰肌劳损、坐骨神经痛等。

（3）面部皱纹、皮肤粗糙、雀斑、痤疮等与美容相关的疾病。

5 - 注意事项

（1）刮痧疗法具有严格的方向、时间、手法、强度和适应证、禁忌证等要求，如操作不当易出现不适反应，甚至病情加重，故应严格遵循操作规范或遵医嘱，不应自行在家中随意操作。

（2）刮痧后1~2天局部出现轻微疼痛、痒感等属正常现象，待上次痧疹消退（约5~7天）后再进行下一次刮痧。

（3）出痧后30分钟忌洗凉水澡。

（4）夏季出痧部位忌风扇或空调直吹，冬季应注意保暖。

（5）胸部乳头、骨折部位、孕妇腰腹部、空腹者，低血糖、过度疲劳、神经紧张、过度虚弱、皮肤易过敏、有出血倾向、严重心衰者，不宜刮痧。

（6）若出现晕刮现象，如头晕、面色苍白、四肢发冷、心慌、恶心呕吐等，应立即平卧，饮用1杯温糖水，迅速用刮痧板刮拭百会穴、人中穴、内关穴、足三里穴、涌泉穴。如无明显好转，要及时到医院诊治。

33 拔罐可以散寒湿、除瘀滞、止肿痛、祛毒热。

拔罐疗法有着悠久的历史，早在马王堆汉墓出土的帛书《五十二病方》中就有记载。拔罐是以罐为工具，利用燃火、抽气等方法产生负压，使之吸附于体表，造成局部瘀血，以达到通经活络、行气活血、消肿止痛、祛风散寒等作用的疗法。拔罐适用于感冒咳嗽、肺炎、哮喘、头痛、胸胁痛、风湿痹痛、腰腿痛、扭伤、胃痛、疮疖肿痛、毒蛇咬伤（排除毒液）等病症。

> 常用的拔罐工具种类很多，如火罐、抽气罐和水罐等。
> 常用的拔罐方法有留罐、走罐、闪罐和刺络拔罐法等。

但需要注意的是，使用时应注意选用罐口光滑、大小适宜，拔罐时间不宜过长。高热、抽搐、痉挛等症，皮肤过敏或溃疡破损处，肌肉瘦削或骨骼凹凸不平及毛发多的部位不宜使用，孕妇腰骶部及腹部均须慎用。

拔罐工具

火罐

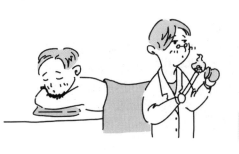

用镊子夹住将酒精棉球，用酒精灯或蜡烛点燃，在罐内绕一圈后迅速撤出，马上将火罐扣在应拔的部位上，此时罐内已成负压即可吸住。

> 需注意：不能用火烧灌口，以免烫伤皮肤。

抽气罐

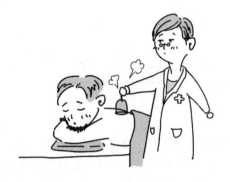

　　先将抽气罐紧扣在需要拔罐的部位上，用抽气筒抽出罐内空气，使其产生负压，即能吸住。

水罐

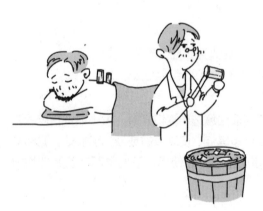

　　通常用竹罐，将竹罐放入锅内加水煮沸，使用时用镊子将其夹住并倾倒，甩去水液，或用毛巾紧扣罐口，趁热按在需要拔罐的部位上，即可吸住。

拔罐方法

留罐

开始计时

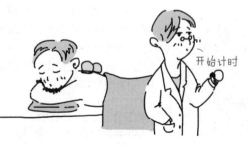

　　将罐吸附在需要拔罐的部位，留置 5~10 分钟，可用于治疗颈肩腰腿痛、风寒湿痹等。

走罐

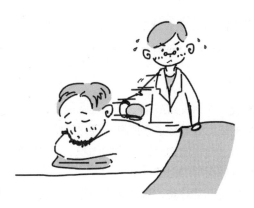

在拔罐前，先在需要拔罐部位的皮肤或罐口上，涂上一层凡士林、板油等润滑油作为介质，再以闪火法或滴酒法将罐吸附于所选部位的皮肤上，然后，施术者以右手握住罐子，以左手扶住并拉紧皮肤，上下、来回推拉数次，至皮肤潮红，可用于治疗感冒、咳嗽等。

闪罐

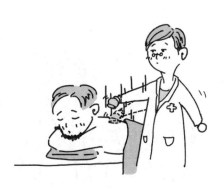

将罐子扣在需要拔罐的部位上，然后立即取下，再迅速拔住，反复多次地拔上起下，至皮肤潮红，可用于治疗面瘫等。

刺络拔罐

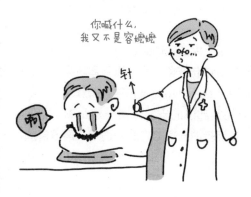

先用三棱针或梅花针在局部叩刺或点刺出血，然后再拔罐，以吸出少量血液（3~5毫升），多用于治疗软组织劳损、扭伤、痤疮等皮肤病。

34 艾灸可以行气活血、温通经络。

艾灸疗法就是在穴位上施灸，即将艾绒或辅以其他药物放置在体表的穴位上烧灼温度，借助艾火的热力或药效透入肌肤，通过经络传导，深入脏腑，发挥温经散寒、行气活血、温通经络、回阳固脱、消瘀散结等作用，进而达到防病治病和保健强身的目的。

常见的艾灸方法主要有艾条灸、艾炷灸、温灸筒灸和温灸盒灸。

1-艾条灸

艾条灸是将艾绒卷成圆筒形，用桑皮纸包裹后，将其一端点燃，对准施灸部位施灸的一种方法，常见的操作方法有温和灸、雀啄灸和回旋灸等。

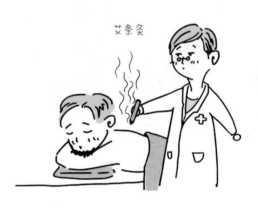

艾条灸

温和灸是将艾条一端点燃，对准施灸穴位，距离皮肤2~3厘米处进行熏烤，使患者局部有温热感而无灼痛感为主的一种灸法，适用于大多数病症。

雀啄灸是艾条点燃后，将艾条对准施灸穴位，像鸟雀啄食一样，一上一下地施灸的一种方法，适用于治疗小儿疾病或急救晕厥。

回旋灸是点燃艾条后，与施灸部位的皮肤保持一定距离，但不固定，艾条向左右方向移动或反复旋转地施灸的方法，适用于风湿疼痛、神经性麻痹及广泛性皮炎。

2 - 艾炷灸

艾炷灸根据操作方法的不同分为直接灸和间接灸。直接灸又称为明灸，即将艾炷直接放置在皮肤上施灸的一种方法。根据灸后对皮肤的刺激不同，又分为瘢痕灸和着肤灸。施灸时先在施术部位涂以少量凡士林或大蒜液，以增加黏附性和刺激作用，在皮肤上放置艾炷，从上端点燃。当患者感到烫时（瘢痕灸以患者感受到灼痛感为度），用艾炷夹夹去或压灭，换炷再灸。只是瘢痕灸一般要等到艾炷燃尽后才移除，燃烧近皮肤时，如果患者有灼痛感，可以用手在穴位四周拍打以减轻疼痛。由于直接灸跟皮肤直接接触，尤其是瘢痕灸更是会化脓，留下灸疮，所以现在很少采用。

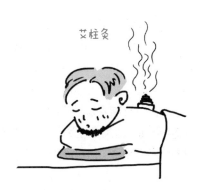
艾炷灸

间接灸也称隔物灸，是在艾炷与皮肤之间隔垫上某种（如生姜、食盐、蒜、葱白等）而施灸的一种方法。所隔的物品包括动植物和矿物，既有单方又有复方，所以治疗时既有了艾灸的作用，又发挥了所隔物品的功效，且适用于多种病症，有特殊疗效，易于临床上应用。

3 - 温灸筒灸

温灸筒灸是一种用特制的筒状金属灸具，内装艾绒或药物，点燃后，置于应灸的穴位来回温熨，以局部发热红晕，患者感到舒适为度的一种灸治方法。一般灸15～30分钟。适用于风寒湿痹、腹痛、腹泻、腹胀等。

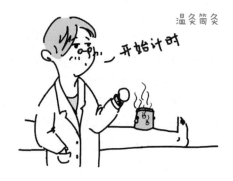
温灸筒灸
开始计时

4- 温灸盒灸

温灸盒灸是用一种特制的盒形木制、铜制灸具，内装艾条固定在一个部位而施灸的一种方法。施灸时，把温灸盒放置在所选部位的中央，点燃艾条后，对准穴位放在铁窗纱上，盖好盖即可（温灸盒盖用于调节温度）。每个穴位灸15~30分钟，并可一次多穴。

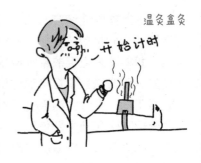

温灸盒灸

但需要注意的是，在极度疲劳、过饥、过饱、酒醉、大汗淋漓、情绪不稳定或女性经期等情况下不适合艾灸；无自制能力的人、身体极度虚弱的人、极度消瘦的人不可以艾灸；皮薄、肌肉少、筋肉结聚的部位，孕妇的腰骶部、下腹部、男性和女性的乳头、阴部、关节部位等不可以直接灸；某些传染病、高热、昏迷、抽搐等不可以艾灸。

35 煎服中药避免使用铝、铁质煎煮容器。

中药汤剂质量的优劣与选用的煎药器具有密切的关系。煎煮中药最好选择瓦罐、砂锅类器具，因为这类器皿的材质稳定，导热均匀缓和，不易与药物发生化学反应，不会影响药物的合成与分解，故从古至今一直被沿用。另外，还可以选搪瓷、不锈钢、玻璃等材质的器皿。但是要禁用铁锅、铜锅和铝锅煎药，因为这些材质的化学性质不稳定，在煎煮药时能与中药所含的化学成分发生反应，从而改变药性，影响汤剂的质量，进而降低疗效。

但是要禁用铁锅、铜锅和铝锅煎药，因为这些材质的化学性质不稳定，在煎煮药时能与中药所含的化学成分发生反应，从而改变药性，影响汤剂的质量，进而降低疗效。

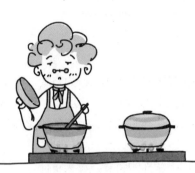

煎煮中药

最好选择瓦罐、砂锅类器具，还可以选搪瓷、不锈钢、玻璃等材质的器皿

煎煮中药

禁用铁锅、铜锅和铝锅煎药

36 健康生活方式主要包括合理膳食、适量运动、戒烟限酒、心理平衡四个方面。

健康生活方式，是指有益于健康的习惯化的行为方式。主要表现为生活有规律，没有不良嗜好，讲究个人卫生、环境卫生、饮食卫生，讲科学、不迷信，平时注意保健，生病及时就医，积极参加健康有益的文体活动和社会活动等。

合理膳食指能提供全面、均衡营养的膳食。食物多样，才能满足人体各种营养需求，达到合理营养、促进健康的目的。原卫生部发布的《中国居民膳食指南》为合理膳食提供了权威的指导。

适宜运动指运动方式和运动量适合个人的身体状况，动则有益，贵在坚持。运动应适度量力，选择适合自己的运动方式、强度和运动量。健康人可以根据运动时的心率来控制运动强度，最大心率=220-年龄，每周至少运动3次。

戒烟的人，不论吸烟多久，都应该戒烟。戒烟越早越好，任何时候戒烟对身体都有好处，都能够改善生活质量。

过量饮酒会增加患某些疾病的风险，并可导致交通事故及暴力事件的增加。建议成年男性一天饮用的酒精量不超过25克，女性不超过15克。

心理平衡，是指一种良好的心理状态，即能够恰当地评价自己，应对日常生活中的压力，有效率地工作和学习，对家庭和社会有所贡献的良好状态。乐观、开朗、豁达的生活态度，将目标定在自己能力所及的范围内，建立良好的人际关系，积极参加社会活动等均有助于个体保持自身的心理平衡状态。

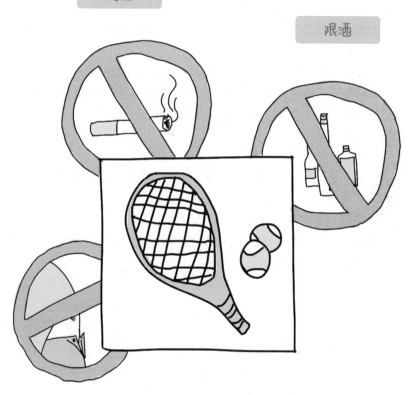

戒烟

限酒

适宜运动指运动方式和运动量适合个人的身体状况，动则有益，贵在坚持。运动应适度量力，选择适合自己的运动方式、强度和运动量。健康人可以根据运动时的心率来控制运动强度，最大心率=220-年龄，每周至少运动3次。

37 保持正常体重，避免超重与肥胖。

正常体重有助于保持健康，预防疾病。体重过高和过低都是不健康的表现，易患多种疾病。超重和肥胖者易患心血管疾病、糖尿病和某些肿瘤等。体重正常者应保持体重，超重和肥胖者应控制体重到正常范围。

体重是否正常取决于进食量与活动量的平衡。食物提供人体能量，运动消耗能量。进食量大而运动量不足，多余的能量就会在体内以脂肪的形式储存下来，造成超重或肥胖；相反，若进食量不足，可引起体重过低或消瘦。

体重是否正常可用体重指数（BMI）来判断，BMI=体重（千克）/身高（米）^{2}。成人正常体重指数在18.5~23.9 kg/m^{2}之间，体重指数在24~27.9 kg/m^{2}之间为超重，体重指数≥28 kg/m^{2}为肥胖。

腰围是判断超重、肥胖的另一种常用指标。成年男性正常腰围的警戒线为≥85（厘米），女性为≥80（厘米）；男性超标线为≥90（厘米），女性为≥85（厘米）。

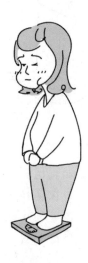

重和肥胖者易患心血管疾病、糖尿病和某些肿瘤等。体重正常者应保持体重，超重和肥胖者应控制体重到正常范围。

38 膳食应以谷类为主，多吃蔬菜、水果和薯类，注意荤素、粗细搭配。

食物可以分为谷类（米、面、杂粮等）和薯类，动物性食物（肉、禽、鱼、奶、蛋等），豆类和坚果（大豆、其他干豆类及花生、核桃等），蔬菜、水果和菌藻类，纯能量食物（动植物油、淀粉、糖、酒等）等五类。多种食物组成的膳食，才能满足人体各种营养需求。三餐食物要多样化，注意荤素搭配。

谷类食物是我国居民传统膳食的主体，是人类最好的基础食物，也是最经济的能量来源。以谷类为主的膳食既可提供充足的能量，又可避免摄入过多的脂肪，对预防心脑血管疾病、糖尿病和癌症有益。成年人每天应摄入250～400克的谷类食物。要注意粗细搭配，经常吃一些粗粮、杂粮和全谷类食物，每天最好能吃50～100克。

蔬菜水果是维生素、矿物质、膳食纤维和植物化学物质的重要来源，薯类含有丰富的淀粉、膳食纤维以及多种维生素和矿物质。蔬菜、水果和薯类能够保持肠道正常功能，调节免疫力，降低肥胖、糖尿病、高血压等慢性疾病患病风险。建议成年人每天吃蔬菜300～500克，水果200～400克。蔬菜和水果不能相互替换，建议餐餐有蔬菜，天天有水果。

谷类和薯类	动物性食物	豆类和坚果	蔬菜、水果和菌类	纯能量食物

39 提倡每天食用奶类、豆类及其制品。

奶类营养丰富，营养组成比例适宜，容易消化吸收，是膳食钙质的极好来源。饮奶有利于骨质健康，减少骨质丢失。儿童、青少年饮奶有利于生长发育和骨骼健康，同时预防成年后发生骨质疏松。建议每人每天饮奶300克或相当量的奶制品。高血脂和超重肥胖者应选择低脂、脱脂奶及其制品。

大豆含丰富的优质蛋白质、必需脂肪酸、B族维生素、维生素E和膳食纤维等营养素，且含有磷脂、低聚糖以及异黄酮、植物固醇等多种人体需要的植物化学物质。适当多吃大豆及其制品可以增加优质蛋白质的摄入量，也可防止过多消费肉类带来的不利影响。建议每人每天摄入30～50克大豆或相当量的豆制品。

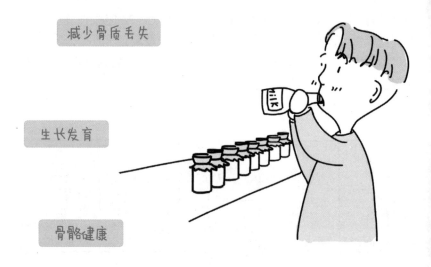

减少骨质丢失

生长发育

骨骼健康

40 膳食要清淡，要少油、少盐、少糖，食用合格碘盐。

　　油、盐摄入过多是我国城乡居民普遍存在的膳食问题。油摄入过多增加患肥胖、高血脂、动脉粥样硬化等多种慢性疾病的风险。盐摄入过多会增加患高血压的风险。糖摄入过多会增加超重、肥胖的风险。应养成清淡的膳食习惯，膳食中要少油、少盐、少糖。建议每人每天烹调油用量25～30克，食盐摄入量不超过6克（包括酱油、酱、酱菜等调味品和食物中的含盐量），糖摄入量不超过50克。

　　坚持食用碘盐能有效预防碘缺乏病，人体碘摄入量不足可引起碘缺乏病。成人缺碘可导致缺碘性甲状腺肿；儿童缺碘可影响智力发育，严重缺碘会造成生长发育不良、身材矮小、痴呆等；孕妇缺碘会影响胎儿大脑发育，还会引起早产、流产、胎儿畸形。

> ！ 注意：高碘地区的居民、甲状腺功能亢进病人、甲状腺炎患者等少数人群不宜食用碘盐。

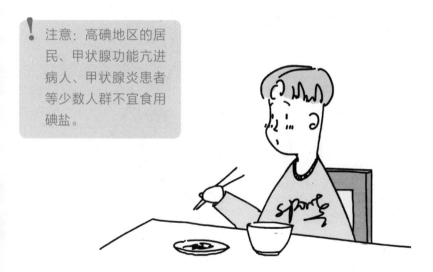

讲究饮水卫生，每天适量饮水。

生活饮用水受污染可以传播肠道传染病等疾病，还可能引起中毒。因此，要注意生活饮用水安全。

保障生活饮用水安全卫生，首先要保护好饮用水源。受污染水源必须净化或消毒处理后，才能用作生活饮用水。提倡使用自来水。

在温和气候条件下，从事轻体力活动的成年人每日最少饮水1200～1500毫升，在高温或强体力劳动的条件下，应当适当增加。要主动饮水，不要等口渴了再喝水。饮水最好选择白开水，不喝或少喝含糖饮料。

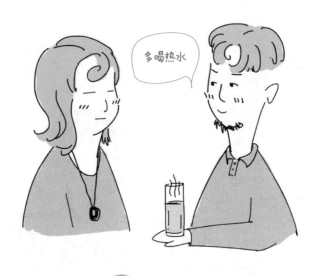

多喝热水

饮水最好选择白开水，不喝或少喝含糖饮料。

42

生、熟食品要分开存放和加工，生吃蔬菜水果要洗净，不吃变质、超过保质期的食品。

生食品是指制作食品的原料，如鱼、肉、蛋、禽、菜、粮等。熟食品是指能直接食用的食品，如熟肉、火腿肠、馒头、米饭等。

在食品加工、贮存过程中，生、熟食品要分开。切过生食品的刀不能直接切熟食品，盛放过生食品的容器不能再盛放熟食品，避免生熟食品直接或间接接触。冰箱保存食物时，也要注意生熟分开，熟食品要加盖储存。

生食品要烧熟煮透再吃，剩饭菜应重新彻底加热再吃。碗筷等餐具应定期煮沸消毒。生的蔬菜、水果可能沾染致病菌、寄生虫卵、有毒有害化学物质，生吃蔬菜水果要洗净。

储存时间过长或者储存不当都会引起食物受污染或者变质，受污染或者变质的食品不能再食用。任何食品都有储藏期限，在冰箱里放久了也会变质。

购买预包装食品时要查看生产厂家名称、地址、生产日期和保质期，不购买标识不全的食品。不要吃过期食物。

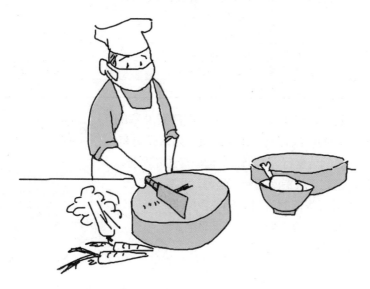

43 青少年每日应进行至少累计 60 分钟的中高强度身体活动。动则有益，贵在坚持。

身体活动指由于骨骼肌收缩产生的机体能量消耗增加的活动。进行身体活动时，心跳、呼吸加快，循环血量增加，代谢和产热加速，这些反应是产生健康效益的生理基础。

适量身体活动有益健康，动则有益，贵在坚持，适度量力。身体活动对健康的影响取决于活动方式、强度、时间和频度。

《中国儿童青少年身体活动指南》指出，儿童青少年每日应进行至少累计60分钟的中高强度身体活动，包括每周至少3天的高强度身体活动和增强肌肉力量、骨骼健康的抗阻活动。

身体活动强度通常以代谢当量（MET）作为基本测量单位，1MET为安静坐位休息时的能量消耗率，约定值为每千克体重每分钟消耗3.5ml氧。

常见的儿童青少年不同身体活动与相应的代谢当量

身体活动内容	MET
坐姿时安静地玩游戏、电脑游戏，看电视，做作业	1.1～1.8
站立时身体活动	1.6～2.0
自行车、滑板车	3.6～7.8
体育运动（乒乓球、足球、篮球等）	3.4～8.9
游戏（跳绳、攀爬、捉人游戏等）	4.9～8.6
跑步（4.8～12.9公里/小时）	4.7～11.6

此外，专家认为，即使达到每天推荐的60分钟的中高强度身体活动量，如每天仍有较长时间久坐行为，仍会对健康产生不利影响。因此，该指南还专门强调，儿童青少年每日屏幕时间应限制在2小时内，减少持续久坐行为，课间休息时应进行适当的活动。

44 吸烟和二手烟暴露会导致癌症、心血管疾病、呼吸系统疾病等多种疾病。

　　我国吸烟人数超过3亿，约有7.4亿不吸烟者遭受二手烟暴露的危害。每年死于吸烟相关疾病的人数超过100万。吸烟和二手烟暴露导致的多种慢性疾病给整个社会带来了沉重的负担。

　　烟草烟雾含有7000余种化学成分，其中有数百种有害物质，至少69种为致癌物。吸烟及二手烟暴露均严重危害健康，即使吸入少量烟草烟雾也会对人体造成危害。

　　吸烟可导致多种癌症、冠心病、脑卒中、慢性阻塞性肺疾病、糖尿病、白内障、男性勃起功能障碍、骨质疏松等疾病。二手烟暴露可导致肺癌等恶性肿瘤、冠心病、脑卒中和慢性阻塞性肺疾病等疾病。90%的男性肺癌死亡和80%的女性肺癌死亡与吸烟有关。现在吸烟者中将来会有一半因吸烟而提早死亡，吸烟者的平均寿命比不吸烟者至少减少10年。

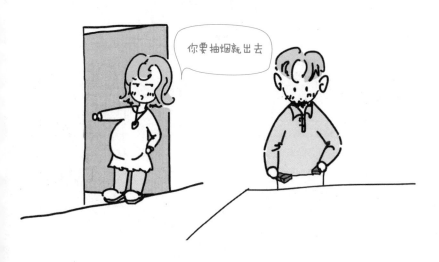

45 "低焦油卷烟""中草药卷烟"不能降低吸烟带来的危害。

不存在无害的烟草制品，只要吸烟就有害健康。有充分证据说明，相比于吸普通烟，"低焦油卷烟"和"中草药卷烟"不能降低吸烟带来的危害。反而容易诱导吸烟，影响吸烟者戒烟。吸烟者在吸"低焦油卷烟"的过程中存在"吸烟补偿行为"，如加大吸入烟草烟雾量和增加吸卷烟的支数等。"吸烟补偿行为"的存在使吸烟者吸入的焦油和尼古丁等有害成分并未减少。

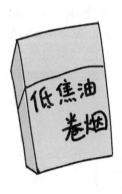

不存在无害的烟草制品，只要吸烟就有害健康。

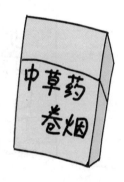

46 少饮酒，不酗酒。

　　酒的主要成分是乙醇和水，几乎不含有营养成分。经常过量饮酒，会使食欲下降，食物摄入量减少，从而导致多种营养素缺乏、急慢性酒精中毒、酒精性脂肪肝等，严重时还会造成酒精性肝硬化。过量饮酒还会增加患高血压、脑卒中（中风）等疾病的风险，并可导致交通事故及暴力事件的增加，危害个人健康和社会安全。少饮酒，不酗酒。

　　建议成年男性一天饮用酒的酒精量不超过25克，成年女性不超过15克。禁止孕妇和儿童、青少年饮酒。如果饮酒成为生活的第一需要，无法克制对酒的渴望，不喝酒会出现身体、心理上的不舒服，甚至出现幻觉妄想等精神症状，需要去精神科接受相应治疗。

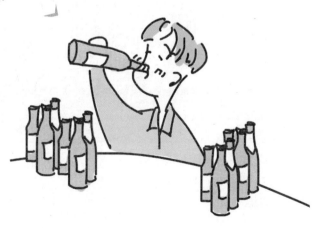

禁止孕妇和儿童、
青少年饮酒。

47

遵医嘱使用镇静催眠药和镇痛药等成瘾性药物，
预防药物依赖。

遵医嘱使用镇静催眠药和镇痛药等成瘾性药物，可以治疗和缓解病痛。不合理地长期、大量使用可导致药物依赖。药物依赖会损害健康，严重时会改变人的心境、情绪、意识和行为，引起人格改变和各种精神障碍，甚至出现急性中毒乃至死亡。因此，任何人都不要擅自使用镇静催眠药和镇痛药等成瘾性药物，包括含有麻醉药品、精神药品成分的复方制剂（如含有可待因、福尔可定等具有成瘾性成分的止咳药），也不要随意丢弃或给他人使用。

出现药物依赖后，应去综合医院精神科或精神专科医院接受相应治疗。

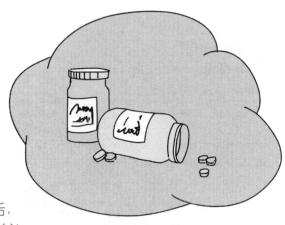

出现药物依赖后，应去综合医院精神科或精神专科医院接受相应治疗。

拒绝毒品。

毒品指鸦片、海洛因、甲基苯丙胺（冰毒）、吗啡、大麻、可卡因，以及国家规定管制的其他能够使人形成瘾癖的麻醉药品和精神药品。任何毒品都具有成瘾性。毒品成瘾是一种具有高复发性的慢性脑疾病，其特点是对毒品产生一种强烈的心理渴求和强迫性、冲动性、不顾后果的用药行为。

吸毒非常容易成瘾，任何人使用毒品都可导致成瘾，不要有侥幸心理，永远不要尝试毒品。毒品严重危害健康，吸毒危害自己、危害家庭、危害社会、触犯法律。一旦成瘾，应进行戒毒治疗。

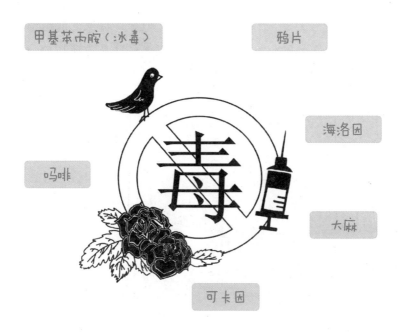

49 劳逸结合，每天保证 7 ~ 8 小时睡眠。

　　任何生命活动都有其内在节律性。生活规律对健康十分重要，工作、学习、娱乐、休息、睡眠都要按作息规律进行。要注意劳逸结合，培养有益于健康的生活情趣和爱好。顺应四时，起居有常。睡眠时间存在个体差异，成人一般每天需要7~8小时睡眠，儿童青少年需要更多睡眠，长期睡眠时间不足有害健康。

生活规律对健康十分重要，工作、学习、娱乐、休息、睡眠都要按作息规律进行。

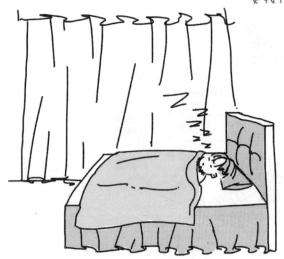

50 应该重视和维护心理健康，遇到心理问题时应主动寻求帮助。

　　每个人一生中都会遇到各种心理卫生问题，重视和维护心理健康非常必要。

　　心理卫生问题能够通过调节自身情绪和行为、寻求情感交流和心理援助等方法解决。采取乐观、开朗、豁达的生活态度，把目标定在自己能力所及的范围内，调适对社会和他人的期望值，建立良好的人际关系，培养健康的生活习惯和兴趣爱好，积极参加社会活动等，均有助于保持和促进心理健康。

　　如果怀疑有明显心理行为问题或精神疾病，要及早去精神专科医院或综合医院的心理科或精神科咨询、检查和诊治。

　　精神疾病是可以预防和治疗的。被确诊患有精神疾病者，应及时接受正规治疗，遵照医嘱全程、不间断、按时按量服药。积极向医生反馈治疗情况，主动执行治疗方案。通过规范治疗，多数患者病情可以得到控制，减少对正常生活的不良影响。

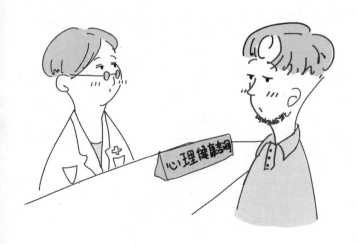

51
勤洗手、常洗澡、早晚刷牙、饭后漱口，不共用毛巾和洗漱用品。

　　用正确的方法洗手能有效地防止感染及传播疾病。每个人都应养成勤洗手的习惯，特别是制备食物前要洗手、饭前便后要洗手、外出回家后先洗手。用清洁的流动水和肥皂洗手。

　　勤洗头、理发，勤洗澡、换衣，能及时清除毛发中、皮肤表面、毛孔中的皮脂，皮屑等新陈代谢产物，以及灰尘、细菌，防止皮肤发炎、长癣。

　　每天早晚刷牙，饭后漱口。用正确方法刷牙，成人使用水平颤动拂刷法刷牙。吃东西、喝饮料后要漱口，及时清除口腔内食物残渣，保持口腔卫生。提倡使用牙线。

　　洗头、洗澡和擦手的毛巾，应保持干净，并且做到一人一盆一巾，不与他人共用毛巾和洗漱用具，防止沙眼、急性流行性结膜炎（俗称红眼病）等接触性传染病传播；也不要与他人共用浴巾洗澡，防止感染皮肤病和性传播疾病。不与他人共用牙刷和刷牙杯，牙刷要保持清洁，出现刷毛卷曲应立即更换，一般每3个月更换一次。

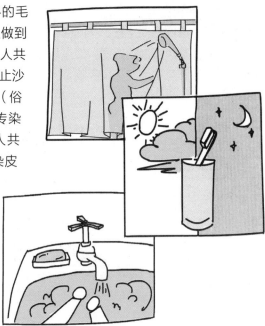

52

根据天气变化和空气质量，适时开窗通风，保持室内空气流通。阳光和新鲜的空气是维护健康不可缺少的。

阳光中的紫外线，能杀死多种致病微生物。让阳光经常照进屋内，可以保持室内干燥，减少细菌、霉菌繁殖的机会。开窗通风，可以保持室内空气流通，使室内有害气体或病菌得到稀释，预防呼吸道传染病发生。

雾霾、沙尘天气时，应关闭门窗，减少室外颗粒物进入室内；遇到持续雾霾天气时，应选择空气污染相对较轻的时段，定时通风换气，否则有可能造成室内二氧化碳浓度过高，出现缺氧。

让阳光经常照进屋内，可以保持室内干燥，减少细菌、霉菌繁殖的机会。

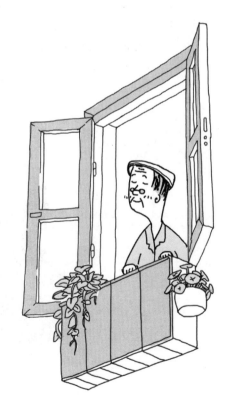

53 不在公共场所吸烟、吐痰，咳嗽、打喷嚏时遮掩口鼻。

　　世界卫生组织《烟草控制框架公约》指出，接触二手烟雾会造成疾病、功能丧失或死亡。室内工作场所、公共场所和公共交通工具内完全禁烟是保护人们免受二手烟危害的最有效措施。二手烟不存在所谓的"安全暴露"水平，在同一建筑物或室内，划分吸烟区和非吸烟区将吸烟者和不吸烟者分开、安装净化空气或通风设备等，都不能够消除二手烟雾对不吸烟者的危害。吸烟者应当尊重他人的健康权益，不当着他人的面吸烟，不在禁止吸烟的场所吸烟。

　　肺结核病、流行性感冒、流行性脑脊髓膜炎、麻疹等常见呼吸道传染病的病原体可随患者咳嗽、打喷嚏、大声说话、随地吐痰时产生的飞沫进入空气，传播给他人。所以不要随地吐痰，咳嗽、打喷嚏时用纸巾、手绢、手肘等遮掩口鼻，这也是社会进步、文明的表现。

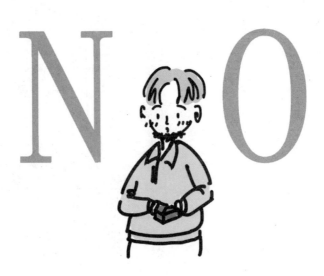

54 农村使用卫生厕所，管理好人畜粪便。

卫生厕所是指有墙、有顶，厕坑及贮粪池不渗漏，厕所内整洁卫生，没有蝇蛆，基本无臭味，粪便及时清理并进行无害化处理的厕所。

无害化卫生厕所是既符合卫生厕所基本要求，又具有粪便无害化处理功能，并能够进行规范管理、使用和维护的厕所。

粪便无害化处理可有效杀灭粪便中致病细菌和寄生虫，防止蚊蝇蛆孳生，减少肠道传染病与寄生虫病传播流行。日常生活和农业生产中经常使用高温堆肥法、沼气发酵法、漂白粉或生石灰搅拌处理等方法进行粪便无害化处理。在没有使用无害化厕所的地区，常用方法是粪便清理后加拌秸秆、黄土后高温堆肥，变成有机肥后作为农作物的底肥使用。

禽畜粪便无害化处理的方法与饲养方式有关。如果是一家一户的、少量饲养的方式，一般采用收集后与人粪一起堆肥的方式进行无害化处理。如果是规模养殖企业，对猪粪等含水率高的粪便，一般采用沼气发酵、直接堆腐、塔式发酵等生物发酵模式进行无害化处理，对鸡粪等含水率低的粪便可直接晾晒、烘干等。处理后的禽畜粪便可以作为有机肥或饲料使用。

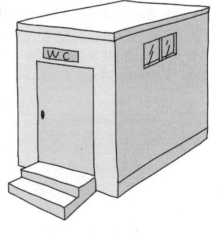

55 科学就医，及时就诊，遵医嘱治疗，理性对待诊疗结果。

科学就医是指合理利用医疗卫生资源，选择适宜、适度的医疗卫生服务，有效防治疾病、维护健康。

生病后要及时就诊，早诊断、早治疗，避免延误治疗的最佳时机，这样既可以减少疾病危害，还可以节约看病的花费。生病后要选择合法医疗机构就医，不到无《医疗机构许可证》的不合法医疗机构就医。遵从分级诊疗，避免盲目去大医院就诊。就医时要携带有效身份证件、既往病历及各项检查资料，如实向医生陈述病情，配合医生治疗，遵从医嘱按时按量用药。按照医生的要求调配饮食、确定活动量、改变不健康的行为生活方式。不要有病乱求医，使用几个方案同时治疗，不要轻信偏方，不要凭一知半解、道听途说自行买药治疗，更不要相信封建迷信。

医学所能解决的健康问题是有限的，公众应当正确理解医学的局限性，理性对待诊疗结果，不要盲目地把疾病引发的不良后果简单归咎于医护人员的责任心和技术水平。如果对诊疗结果有异议，或者认为医护人员有过失，应通过正当渠道或法律手段解决，不能采取扰乱医疗秩序或伤害医护人员的违法行为。

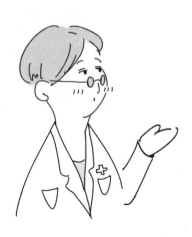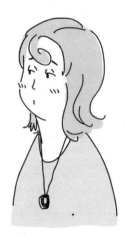

56 合理用药，能口服不肌注，能肌注不输液，在医生指导下使用抗生素。

　　合理用药是指安全、有效、经济地使用药物。用药要遵循能不用就不用，能少用就不多用；能口服不肌注，能肌注不输液的原则。必须注射或输液时，应做到"一人一针一管"。任何药物都有不良反应，用药过程中如有不适要及时咨询医生或药师。

　　购买药品要到合法的医疗机构和药店，处方药必须凭执业医师处方购买。服药前要检查药品有效期，禁止使用过期药品；要妥善存放药品，防止药物变质或失效，防止儿童及精神异常者接触。一旦误服、误用药物，要及时携带药品及包装就医。

　　抗生素是处方药。所有抗生素在抗感染的同时都有不同程度的不良反应甚至毒性反应。一般针对细菌感染的抗生素对病毒引起的感冒、伤风和其他上呼吸道感染无效。因此，为有效进行抗感染治疗，避免发生耐药，减少不良反应，预防滥用，必须在医生的指导下规范、合理使用抗生素。

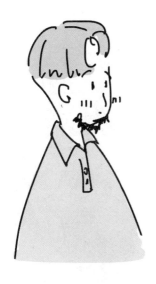
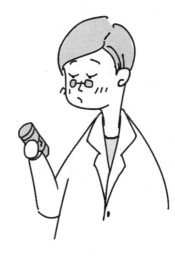

57

戴头盔、系安全带，不超速、不酒驾、不疲劳驾驶，减少道路交通伤害。

在道路交通事故中，佩戴安全头盔可有效减轻摩托车驾驶员的头部伤害，使驾驶员的死亡风险减少20%~45%；系安全带可使汽车驾乘人员的致命伤害降低40%~60%。驾驶时，速度每增加1公里/小时，伤害危险增加3%，严重或致命伤亡危险增加5%。酒精、毒品、某些药物会减弱驾驶人员的判断能力和反应能力，即使是较低的血液酒精含量或药物浓度，也会增加交通事故风险。疲劳驾驶显著增加严重交通事故风险，驾驶员连续驾驶2小时应休息1次，保证驾驶时精力充沛、注意力集中。

儿童乘客应使用安全座椅，安全座椅要与儿童的年龄、身高和体重相适应。汽车碰撞时，儿童安全座椅可使婴幼儿死亡率降低54%~71%。

每个人都应对自己和他人的生命与健康负责，重视道路交通安全，严格遵守交通法规，避免交通伤害的发生。

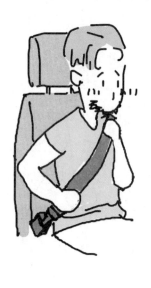

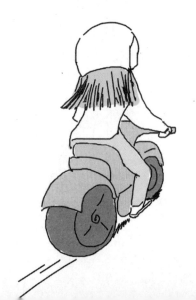

58

青少年要避免接近危险水域，预防溺水。

　　溺水是我国儿童意外伤害死亡的第一位原因，要加强对儿童的看护和监管。儿童游泳时，要由有救护能力的成人带领或有组织的进行，不要单独下水。游泳的场所，最好是管理规范的游泳池，不提倡在天然水域游泳，下雨时不宜在室外游泳。

　　下水前，应认真做准备活动，以免下水后发生肌肉痉挛等问题。水中活动时，要避免打闹、跳水等危险行为，如有不适应立即呼救。家长带领儿童进行水上活动时，应有专职救生员的全程监护，并为儿童配备合格的漂浮设备。

　　对于低龄儿童，家长要重点看护。不能将儿童单独留在卫生间、浴室、开放的水源边，家中的储水容器要及时排空或加盖。

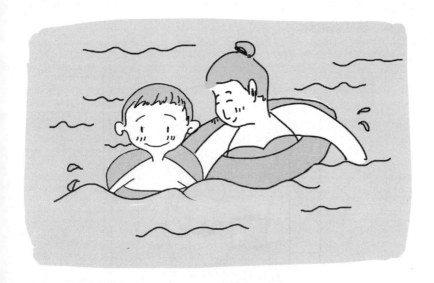

59 冬季取暖注意通风，谨防煤气中毒。

　　冬季使用煤炉、煤气炉或液化气炉取暖，由于通风不良，供氧不充分或气体泄漏，可引起大量一氧化碳在室内蓄积，造成人员中毒。

　　预防煤气中毒，要尽量避免在室内使用炭火盆取暖；使用炉灶取暖时，要安装风斗或烟筒，定期清理烟筒，保持烟道通畅；使用液化气时，要注意通风换气，经常查看煤气、液化气管道、阀门，如有泄漏应及时请专业人员维修。在煤气、液化气灶上烧水、做饭时，要防止水溢火灭导致的煤气泄漏。如发生煤气泄漏，应立即关闭阀门、打开门窗，使室内空气流通。

　　煤气中毒后，轻者感到头晕、头痛、四肢无力、恶心、呕吐；重者可出现昏迷、体温降低、呼吸短促、皮肤青紫、唇色樱红、大小便失禁，抢救不及时会危及生命。发现有人煤气中毒，应立即把中毒者移到室外通风处，解开衣领，保持呼吸顺畅；对于中毒严重者，应立即呼叫救护车，送医院抢救。

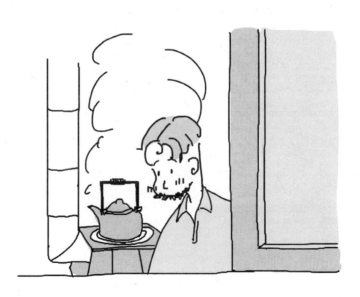

60 青少年处于身心发展的关键时期，要培养健康的
行为生活方式，预防近视、超重与肥胖，避免网
络成瘾和过早性行为。

青少年处于儿童向成人过渡的阶段，生理和心理发生着巨大变化。体格生长迅速，内脏器官功能逐步完善，两性的第二性征更加明显，男孩出现遗精，女孩出现月经，到青春期晚期已具备生殖功能。处于过渡期的青少年，自我意识逐渐增强，渴望独立，人生观、价值观逐渐形成，性意识觉醒和发展，但生理和心理尚未完全成熟，需要关注和正确引导。

青少年应该培养健康的行为生活方式。要有充足睡眠，保证精力充沛；保持平衡膳食，加强户外活动，预防超重和肥胖；培养良好的用眼习惯，避免长时间看书、看电视和电子屏、玩电子游戏，每天坚持做眼保健操，保护视力，预防近视；远离烟草和酒精，拒绝毒品。

青少年要从正规渠道获取生殖与性健康信息，拒绝性骚扰、性诱惑和性暴力，避免过早发生性行为。不安全性行为可能带来意外妊娠或性传播疾病，严重危害青少年身心健康。

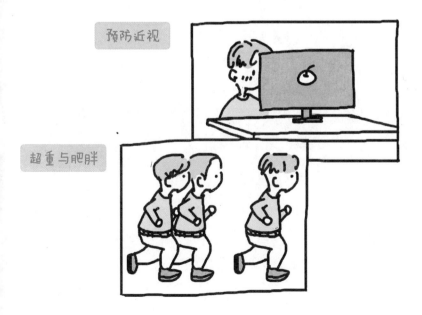

保持心态平和，适应社会状态，积极乐观地生活与学习。

中医学认为，情志，即指喜、怒、忧、思、悲、惊、恐等人的七种情绪，由五脏之气所化生，在正常情况下，七情活动对机体生理功能起着协调作用，但如果情志失调，则容易损伤脏腑气血，影响人体健康。《素问·举痛论》曰："百病生于气也，怒则气上，喜则气缓，悲则气消，恐则气下，寒则气收，炅则气泄，惊则气乱，劳则气耗，思则气结。"由此可见，只有调和七情、平和心态，适应社会状态，积极乐观生活和学习，才能保持身心健康。

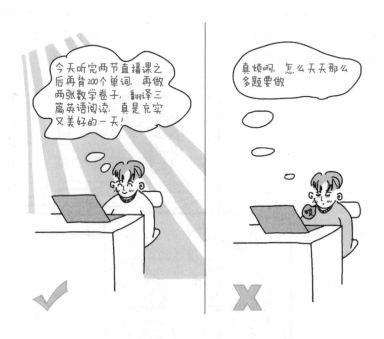

62 起居有常，顺应自然界晨昏昼夜和春夏秋冬的变化规律，并持之以恒。

　　起居有常，是指在日常生活中的作息要顺应自然界的昼夜晨昏和春夏秋冬的变化规律，并要持之以恒。

　　中医学认为，一日之内随着昼夜晨昏阴阳消长的变化，人体的阴阳气血也在进行相应的调节而与之适应。在白天，人体的阳气运行于外，推动着人体的脏腑组织器官进行各种功能活动，因此白天是学习和工作的最佳时间。在晚上，人体的阳气内敛而趋向于里，有利于机体休息，恢复精力，因此夜晚是休息的适宜时间。一日的起居有常就是要按照"日出而作，日落而息"的原则安排每天的作息时间。

　　一年的起居有常是要按照春、夏、秋、冬四季变化的规律对日常生活进行适当地调整。随着一年四季春温、夏热、秋凉、冬寒的气候变化，自然界阴阳消长也随之变化，出现了春生、夏长、秋收、冬藏的生长规律，因而人体应顺应四季变化来调养阴阳气血，适当调节自己的起居规律，做到合理作息，不熬夜，根据四时气温变化慎重选择穿衣保暖。

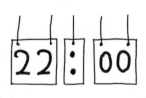

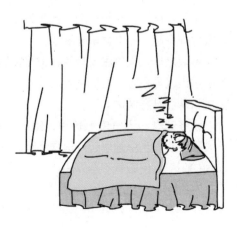

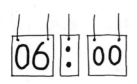

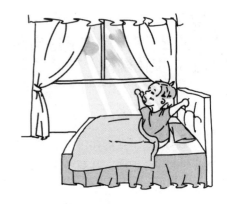

x 365 = 持之以恒

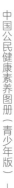

63 四季起居要点：春季、夏季宜晚睡早起，秋季宜早睡早起，冬季宜早睡晚起。

中医学认为，春夏养阳，秋冬养阴，因此春夏季节宜晚睡早起，秋季宜早睡早起，冬季宜早睡晚起。

春夏之季，天气由寒转暖，由暖转热，正是人体阳气生长之时，因此应适当晚睡早起，增加室外活动时间，使阳气能够顺应季节和天气的变化，从而升发调达。

秋冬之季，天气由热转凉，由凉转寒人体的阳气正处于收藏的状态，因此应适当早睡早起或早睡晚起，注意防寒保暖，减少户外活动，以固护阳气，使阳气不至外泄。

春夏季 晚睡早起

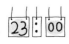 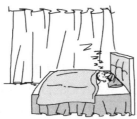 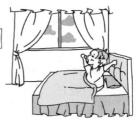

秋季 早睡早起

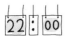 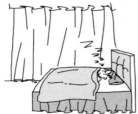 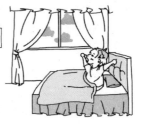

冬季 早睡晚起

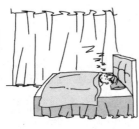 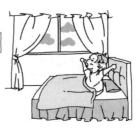

64

饮食要注意谷类、蔬菜、水果、禽肉等营养要素的均衡搭配，不要偏食偏嗜。

　　《黄帝内经》曰："五谷为养、五畜为益、五果为助、五菜为充，气味合而服之，以补益精气。"意思是说，我们的日常饮食应该注意谷类、禽肉、蔬菜、水果等营养要素的均衡搭配，才能补充人体的气血精微，促进脾胃正常的消化功能，从而达到保健的目的。

　　《中国居民膳食指南（2016）》提出：食物多样，谷类为主；吃动平衡，健康体重；多吃蔬菜、奶类、大豆；适量吃鱼、禽、蛋、瘦肉；少盐少油，控糖限酒；杜绝浪费，兴新食尚。因此，为了我们的身体健康，应做到合理饮食，依据"粗细搭配，以粗为主；荤素搭配，以素为主；酸碱搭配，以碱为主"的原则，均衡营养，不偏食偏嗜。

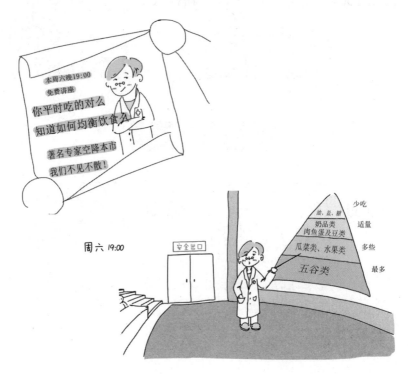

65

饮食宜细嚼慢咽，勿暴饮暴食，用餐时应专心，
并保持心情愉快。

　　健康科学的饮食除了要合理搭配，还应讲究饮食的方法，做到饮食有节，即注意控制进食的量和时间，如要细嚼慢咽，不能暴饮暴食，用餐时应专心，并保持愉快心情的习惯。良好的饮食习惯是保健的一个重要方面，有利于身体健康生长、发育；反之，则会影响人体健康。

　　细嚼慢咽，可以帮助脾胃对食物充分消化吸收，减轻胃肠负担。而暴饮暴食则容易增加胃肠负担，不利于食物的消化吸收，进而损伤脾胃功能。同时，用餐时还应做到专心，并保持心情愉快，因为这样可以增加我们的食欲，有助于胃液分泌和胃肠蠕动，促进食物的消化和吸收。

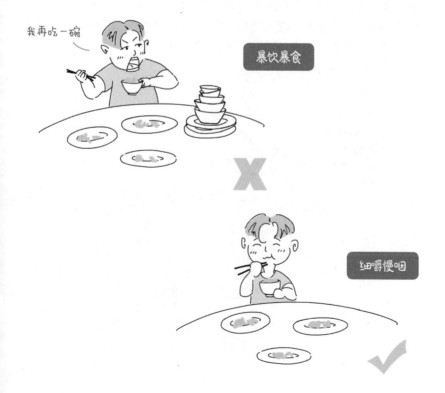

早餐要好，午餐要饱，晚餐要少。

清晨，人体经过一夜的睡眠，食物已经被充分消化吸收了，胃肠处于相对空虚的状态，需要补充热量和营养，因此早餐要吃好。建议早餐选择容易消化吸收的食物，最好是体积小又富含热量的食物，并且要注意干、稀搭配。

到了中午，午饭具有承上启下的作用，上午的活动告一段落，下午仍需继续进行，白天能量消耗较大，应当及时得到补充，因此午餐要吃饱，但不宜过饱，否则会加重胃肠负担，影响机体正常活动和健康。

等到傍晚，人体的活动量会逐渐减少，并且接近睡眠时间，如果晚餐进食过饱，容易使食物停滞于胃，导致消化不良，从而影响睡眠，因此晚餐要少吃。同时，建议晚餐后最好可以进行低强度的活动，如散步等，这样不仅有利于食物消化，而且有助于睡眠。

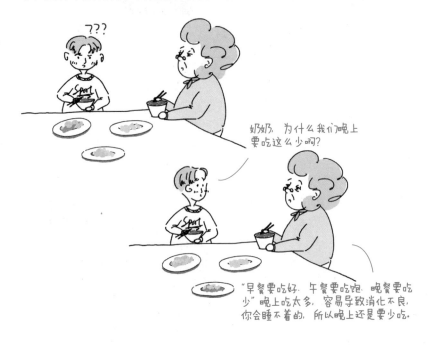

奶奶，为什么我们晚上要吃这么少啊？

"早餐要吃好，午餐要吃饱，晚餐要吃少"晚上吃太多，容易导致消化不良，你会睡不着的，所以晚上还是要少吃。

67

饭前洗手，饭后漱口。

日常生活中，我们从事的各项活动，比如倒垃圾、擦玻璃、玩积木、穿鞋、洗脚等，都需要手的帮忙。但与此同时，手很容易沾染各种病原微生物，比如细菌、病毒、寄生虫卵等。如果吃饭前不洗手，这些细菌或者寄生虫卵就会随食物进入体内，不断繁殖，损伤胃肠道、肺部、大脑等器官，引发肠炎、痢疾、蛔虫病等消化道传染病。因此饭前洗手很重要。

吃完饭后，一些食物残渣会留在牙齿缝隙之间，如果此时没有及时漱口或刷牙，时间久了，这些食物残渣会在口腔中发酵，产生细菌和酸性物质，腐蚀牙齿，引起口臭、龋齿、牙周炎等口腔疾病，进而影响身体健康。因此，饭后漱口必不可少，建议最好是在饭后半小时之内漱口。

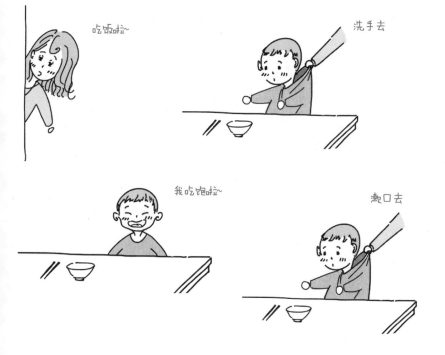

68 不抽烟，慎饮酒，可减少相关疾病的发生。

吸烟会产生大量有害物质，损害心、肺、胃等器官，引起呼吸困难、咳嗽、胸闷、胸痛、胃炎等不适，甚至会威胁生命。同时，被动吸烟也同样具有严重的危害，尤其是对婴幼儿、青少年和妇女尤为严重。被动吸烟可以影响儿童生长发育，导致孕妇流产、死胎，增加呼吸系统疾病、肺癌、心血管疾病的发病率。

适量饮酒具有温通经脉、健脾暖胃、祛寒湿等作用，有助于养生保健和预防疾病。但是，过量饮酒则对人体健康产生严重的危害。过量饮酒会损伤肝脏，引起肝炎、酒精肝、肝硬化等疾病；还会损伤心脏、脾脏、胰腺、肾脏，导致高血压、中风、胰腺炎、心血管疾病和前列腺炎，甚至影响性功能。此外，长期酗酒还会导致酒精依赖和酒精中毒，损伤中枢神经系统，出现幻觉和妄想症等。

因此，为了自己和家人的健康，应做到不抽烟、慎饮酒。

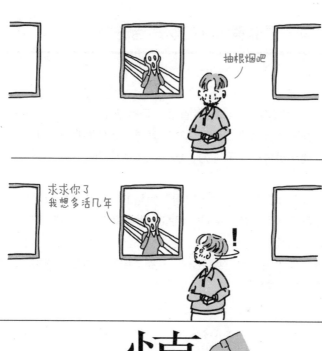

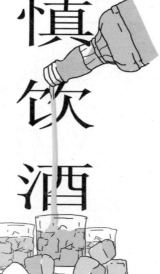

体质虚弱者可在冬季适当进补。

冬季天气寒冷，人体阳气潜藏，阴气渐重，对于体质虚弱的人来说，冬季寒冷的天气会加剧机体功能减退，降低对身体的抵抗力，适当进补可以提高机体的御寒能力，增强机体免疫功能，有利于机体功能的恢复。

因此，冬季饮食要以"藏热量"为目的，摄取食物以温性、热性为宜，可以适当多吃羊肉、牛肉、虾仁、韭菜等温肾补阳，芝麻、黑豆、海参等填精益髓。另外，冬季还要注意适当补充蛋白质、脂肪、糖、矿物质、维生素等营养素，如玉米、小麦、粳米、黄豆等谷物、豆类，萝卜、香菜、大蒜等蔬菜。

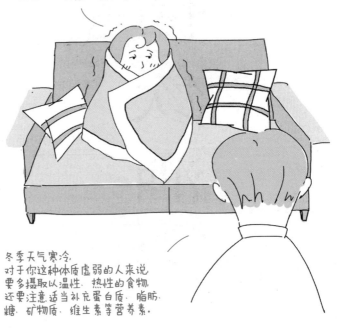

医生……我怎么这么冷啊……

冬季天气寒冷，
对于你这种体质虚弱的人来说
要多摄取以温性、热性的食物，
还要注意适当补充蛋白质、脂肪、
糖、矿物质、维生素等营养素。

70 关注健康信息，能够获取、理解、甄别、应用健康信息。

　　日常生活中，要有意识地关注健康信息。遇到健康问题时，能够积极主动地利用现有资源获取相关信息。对于各种途径传播的健康信息能够判断其科学性和权威性，不轻信、不盲从，优先选择政府、卫生计生行政部门、卫生计生专业机构、官方媒体等正规途径获取健康信息。

　　对甄别后的信息能够正确理解，并自觉应用于日常生活，维护和促进自身及家人健康水平。

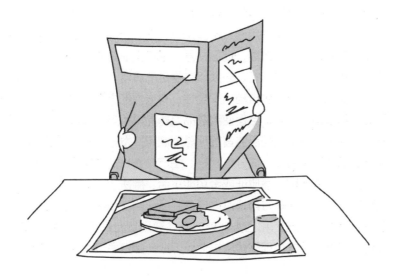

71

能看懂食品、药品、保健品的标签和说明书。

直接向消费者提供的预包装食品标签标示应包括食品名称、配料表、净含量和规格、生产者和（或）经销者的名称、地址和联系方式、生产日期和保质期、贮存条件、食品生产许可证编号、产品标准代号及其他需要标示的内容。预包装食品标签向消费者提供食品营养信息和特性说明，包括营养成分表、营养声称和营养成分功能声称。营养成分表以一个"方框表"的形式标有食品营养成分名称、含量和占营养素参考值（NRV）百分比，强制标示的核心营养素包括蛋白质、脂肪、碳水化合物和钠。

药品的标签是指药品包装上印有或者贴有的内容，分为内标签和外标签。药品内标签指直接接触药品的包装的标签，外标签指内标签以外的其他包装的标签。药品的内标签应当包含药品通用名称、适应证或者功能主治、规格、用法用量、生产日期、产品批号、有效期、生产企业等内容。药品外标签应当注明药品通用名称、成分、性状、适应证或者功能主治、规格、用法用量、不良反应、禁忌、注意事项、贮藏、生产日期、产品批号、有效期、批准文号、生产企业等内容。麻醉药品、精神药品和非处方药的标签，必须印有规定的标示。

药品说明书应当包含药品安全性、有效性的重要科学数据、结论和信息，用以指导安全、合理使用药品。药品说明书的具体格式、内容和书写要求由国家食品药品监督管理总局制定并发布。药品说明书上必须注明药品的通用名称、成分、规格、生产企业、批准文号、产品批号、生产日期、有效期、适应证或者功能主治、用法、用量、禁忌、不良反应和注意事项。非处方药是可以自行判断、购买和使用的药品。非处方药分为甲类非处方药和乙类非处方药，分别标有红色或绿色"OTC"标记。甲类非处方药须在药店执业药师或药师指导下购买和使用；乙类非处方药既可以在社会药店和医疗机构药房购买，也可以在经过批准的普通零售商业企业购买。乙类非处方药安全性更高，无须医师或药师的指导就可以购买和使用。

　　保健食品标签和说明书不得有明示或者暗示治疗作用以及夸大功能作用的文字，不得宣传疗效作用。必须标明主要原（辅）料，功效成分或标志性成分及其含量，保健作用和适宜人群、不适宜人群，食用方法和适宜的食用量，规格，保质期、贮藏方法和注意事项，保健食品批准文号，卫生许可证文号，保健食品标志等。

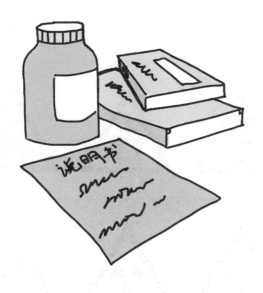

药品说明书应当包含药品安全性、有效性的重要科学数据、结论和信息，用以指导安全、合理使用药品。

72

会识别常见的危险标识，如高压、易燃、易爆、剧毒、放射性、生物安全等，远离危险物。

　　危险标识由安全色、几何图形和图形符号构成，用以表达特定的危险信息，提示人们周围环境中有相关危险因素存在。常见的危险标识包括高压、易燃、易爆、剧毒、放射、生物安全等。

　　识别常见危险标识，远离危险，保护自身安全。但要注意，危险标识只起提醒和警告作用，它本身不能消除任何危险，也不能取代预防事故的相应设施。

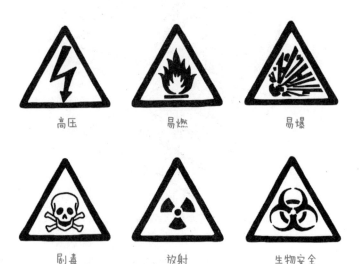

高压　　　　　　　易燃　　　　　　　易爆

剧毒　　　　　　　放射　　　　　　　生物安全

73 会测量脉搏和腋下体温。

脉搏测量方法：将食指、中指和无名指指腹平放于手腕桡动脉搏动处，计一分钟搏动次数。正常成年人安静状态下脉搏次数为60～100次/分。

腋下体温测量方法：先将体温计度数甩到35℃以下，再将体温计水银端放在腋下最顶端后夹紧，10分钟后取出读数。

正确读数方法：用手拿住体温计的玻璃端，即远离水银柱的一端，使眼睛与体温计保持同一水平，然后慢慢转动体温计，从正面看到很粗的水银柱时就可读出相应的温度值。读数时注意不要用手碰到体温计的水银端，否则会影响水银柱读数而造成测量不准。成年人正常腋下体温为36℃～37℃。

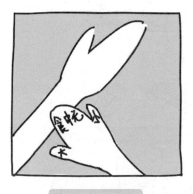

脉搏测量法

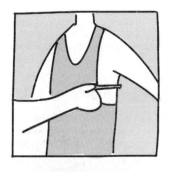

腋下体温测量法

74 会正确使用安全套，减少感染艾滋病、性病的危险，防止意外怀孕。

正确使用安全套，一方面，可以避免接触感染病原体的体液，减少感染艾滋病、乙肝和大多数性传播疾病的风险；另一方面，可以阻断精子与卵子的结合，防止意外怀孕。

要选择有效期内、无破损、大小合适的安全套，掌握安全套的正确使用方法，坚持全程正确使用安全套，性生活后要检查安全套有无破裂或脱落，若有破裂或脱落，要立即采取紧急避孕措施。

不要重复使用安全套，每次使用后应打结丢弃。

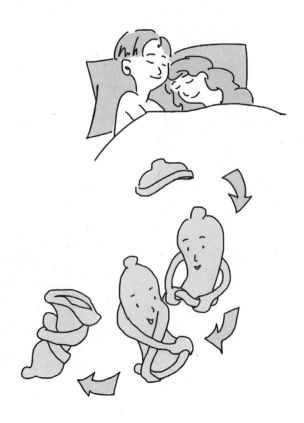

75 妥善存放和正确使用农药等有毒物品，谨防意外接触。

农药可经口、鼻、皮肤等多种途径进入人体，使人中毒，谨防儿童接触。

家中存放的农药、杀虫剂等有毒物品，应当分别妥善存放于橱柜或容器中，并在外面加锁。保管敌敌畏、乐果等易挥发失效的农药时，一定要把瓶盖拧紧。有毒物品不能与粮油、蔬菜等堆放在一起，不能存放在既往装食物或饮料的容器中，以免发生误服中毒。已失效的农药和杀虫剂不可乱丢乱放，防止误服或污染食物、水源。

家用杀虫剂、灭鼠剂、灭蟑毒饵等严格按照说明书使用，放置在不宜被儿童接触到的地方，以免误食。

施用农药时，要严格按照说明书并且遵守操作规程，注意个人防护。严禁对收获期的粮食、蔬菜、水果施用农药。严防农药污染水源。

对误服农药中毒者，如果患者清醒，要立即设法催吐。经皮肤中毒者要立即冲洗污染处皮肤。经呼吸道中毒者，要尽快脱离引起中毒的环境。中毒较重者要立即送医院抢救。

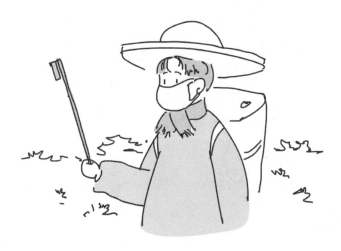

76 寻求紧急医疗救助时拨打 120，寻求健康咨询服务时拨打 12320。

需要紧急医疗救助时，拨打120急救电话求助。电话接通后，要准确报告病人所在的详细地址、主要病情，以便救护人员做好救治准备；同时，报告呼救者的姓名及电话号码。必要时，呼救者可通过电话接受医生指导，为病人进行紧急救治。通话结束后，应保持电话畅通，方便救护人员与呼救者联系；在保证有人看护病人的情况下，最好安排人员在住宅门口、交叉路口、显著地标处等候，引导救护车的出入，争取抢救时间。

若是出现成批伤员或中毒病人，必须报告事故缘由、罹患人员的大致数目，以便120调集救护车辆、报告政府部门及通知各医院救援人员集中到出事地点。

12320是政府设置的卫生热线，是卫生系统与社会、公众沟通的一条通道，是社会公众举报投诉公共卫生相关问题的一个平台，是向公众传播卫生政策信息和健康防病知识的一个窗口。在生活中遇到相关问题，公众可通过12320进行咨询或投诉。

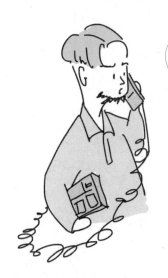

您好，是120吗？

在生活中遇到相关问题，公众可通过12320进行咨询或投诉。

77 发生创伤出血量较多时，应立即止血、包扎；对怀疑骨折的伤员不要轻易搬动。

　　受伤出血时，应立即止血，以免出血过多损害健康甚至危及生命。小的伤口只需简单包扎即可止血；出血较多时，如果伤口没有异物，应立即采取直接压迫止血法止血。如果伤口有异物，异物较小时，要先将异物取出；异物较大、较深时，不要将异物拔出，在止血同时固定异物。处理出血的伤口时，要做好个人防护，尽量避免直接接触血液。

　　对怀疑骨折的伤员进行现场急救时，在搬移前应当先固定骨折部位，以免刺伤血管、神经，但不要在现场进行复位。如果伤势严重，应在现场急救的同时，拨打120急救电话。

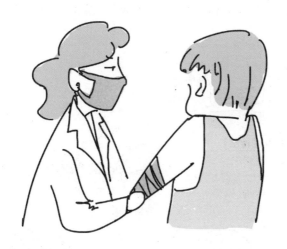

对怀疑骨折的伤员进行现场急救时，在搬移前应当先固定骨折部位，以免刺伤血管、神经，但不要在现场进行复位。

78

遇到呼吸、心跳骤停的患者，会进行心肺复苏。

　　心肺复苏（CPR）可以在第一时间恢复患者呼吸、心跳，挽救患者生命，主要用于抢救心肌梗死等危重急症以及触电、急性中毒、严重创伤等意外事件造成的呼吸心跳骤停患者。心肺复苏有三个步骤，依次是胸外心脏按压，开放气道，人工呼吸。胸外心脏按压即救护者将一只手掌根放在患者胸骨正中两乳头连线水平，双手掌根重叠，十指相扣，掌心翘起，两臂伸直，用上半身的力量垂直按压。按压深度至少5厘米，按压频率至少100次/分钟，连续按压30次；用仰头举颏法打开气道；口对口人工呼吸（婴儿口对口鼻），吹气时间1秒钟，连续吹2口气。30次胸外按压、2次人工呼吸为1个循环，连续做5个循环，然后判断患者有无呼吸。如果无呼吸，继续做5个循环，直至复苏成功或救护车到来。

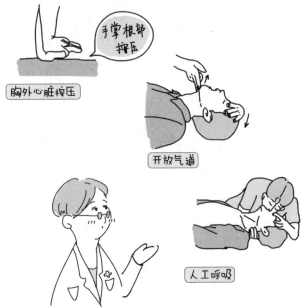

手掌根部按压

胸外心脏按压

开放气道

人工呼吸

79 抢救触电者时，要首先切断电源，不要直接接触触电者。

　　抢救触电者之前，首先做好自我防护。在确保自我安全的前提下，立即关闭电源，用不导电的物体如干燥的竹竿、木棍等将触电者与电源分开。千万不要直接接触触电者的身体，防止救助者发生触电。

　　防止触电发生，学习安全用电知识。正确使用家用电器，不超负荷用电；不私自接拉电线；不用潮湿的手触摸开关和插头；远离高压线和变压器；雷雨天气时，不站在高处、不在树下避雨、不打手机、不做户外运动。

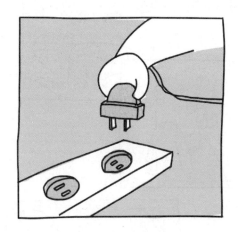

正确使用家用电器，不超负荷用电；
不私自接拉电线；不用潮湿的手触摸
开关和插头；远离高压线和变压器；
雷雨天气时，不站在高处、不在树下
避雨、不打手机、不做户外运动。

80

发生火灾时，用湿毛巾捂住口鼻、低姿逃生；
拨打火警电话 119。

突遇火灾时，如果无力灭火，应迅速逃生，不要顾及财产。由于火灾会产生炙热的、有毒的烟雾，所以在逃生时，不要大喊大叫，应当用潮湿的毛巾或者衣襟等物捂住口鼻，用尽可能低的姿势，有秩序地撤离现场。不要乘坐电梯、不要选择跳楼。

家庭最好配备家用灭火器、应急逃生绳、简易防烟面具、手电筒等火灾逃生用品。进入商场、宾馆、酒楼、影院等公共场所时，应首先熟悉安全通道，以备发生火灾时迅速从安全通道逃生。

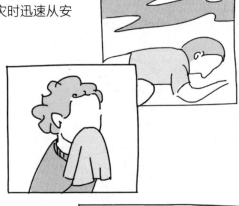

发现火灾，应立即拨打119火警电话报警。准确报告火灾地址、火势大小；如有可能，尽量提供详细信息，如是否有人被困、是否发生爆炸或毒气泄漏等。在说不清楚具体地址时，要说出地理位置、周围明显建筑物或道路标志。

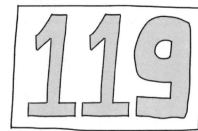

81 发生地震时，选择正确避震方式，震后立即开展自救互救。

地震时，身处平房或低层楼房，应迅速跑到室外空旷处。身处楼房高层，要迅速躲在坚固的家具旁、承重墙的内墙角或开间小的房间，远离门窗、外墙、阳台，不要跳楼，不要使用电梯。关闭电源、火源。室外要避开高大建筑物、玻璃幕墙、立交桥、高压电线等易发生次生灾害的地方。

如果地震被埋，要坚定生存信念；保存体力，不要大喊大叫；可用砖头、铁器等击打管道或墙壁发出求救信号。震后不要立即返回建筑物内，以防余震发生。

震后救护伤员时，要立即清理口鼻异物，保持呼吸道通畅；对出血部位及时止血、包扎；对骨折部位进行固定。

震后不要立即返回建筑物内，以防余震发生。

安全出口

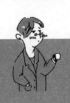

82 情志养生：通过控制和调节情绪以达到身心安宁、情绪愉快的养生方法。

所谓情志，即指喜、怒、忧、思、悲、惊、恐等人的七种情绪，也称为"七情"。七情六欲，人皆有之，在一般情况下，属于正常的精神生理现象。因为愤怒、悲伤、忧思、焦虑、恐惧等不良情绪压抑在心中而不能充分疏泄，便对健康有害，甚至会引起疾病。若能恰当而有目的、合理地使用感情，则有益于健康。

"喜怒无常，过之为害"，七情太过则会损伤脏腑。情绪波动太大、太激烈，如狂喜、大怒、大恐等，或七情持续时间太长、太久，如久思、久悲等，均可导致情志失常，进而引发身心疾病。因此，情志养生很重要，它是通过控制和调节情绪以达到身心安宁、情绪愉快的效果。下面介绍几种情志养生的方法。

1-节制法

节制法就是调和、节制情感，防止七情过极，达到心理平衡，要做到遇事戒怒、宠辱不惊，善于自我调节情感，以便养神治身。对外界的事物刺激，既要有所感受，又要思想安定，七情平和，明辨是非，保持安和的处世态度和稳定的心理状态。

2-疏泄法

疏泄法就是把积聚、抑郁在心中的不良情绪，通过适当的方式宣达、发泄出会，以尽快恢复心理平衡。例如，当遇到不幸，悲痛万分时，不妨大哭一场；遭逢挫折，心情压抑时，可以通过急促、强烈、粗犷、无拘无束的喊叫，将内心的郁积发泄出来，从而使精神状态和心理状态恢复平衡；出现不良情绪时，借助于别人的疏导，把闷在心里的郁闷宣散出来。

3-转移法

转移法，又称移情法，即通过一定的方法和措施改变人的思想焦点，或改变其周围环境，使其与不良刺激因素脱离接触，从而从情感纠葛中解放出来，或转移到另外的事物上。例如，在心情不快、痛苦不解时，可以到环境优美的公园或视野开阔的地方漫步散心，驱除烦恼；情绪不佳时，也可以听听适宜的音乐，观赏一场幽默的相声或喜剧，以消除苦闷，精神振奋；情绪激动与别人争吵时，可以参加一些体育锻炼，如打球、散步、爬山等，或练太极拳、太极剑、导引保健功等，使人心情愉快，精神饱满。

4-情志制约法

　　情志制约法，又称以情胜情法，是根据情志及五脏间存在的阴阳五行生克原理，用互相制约、互相克制的情志，来转移和干扰原来对机体有害的情志，借以达到协调情志的目的。例如，怒伤，以忧胜之，以恐解之；喜伤，以恐胜之，以怒解之；忧伤，以喜胜之，以怒解之；恐伤，以思胜之，以忧解之；惊伤，以忧胜之，以恐解之。

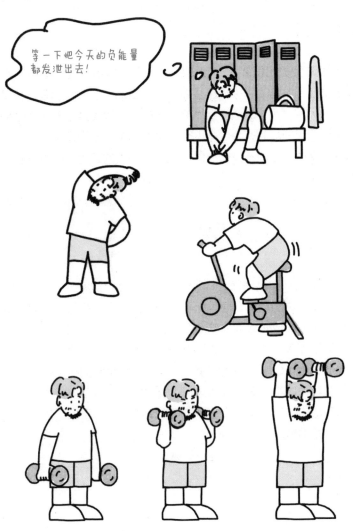

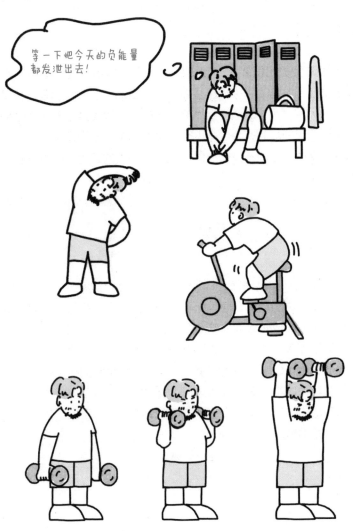

83

饮食养生：根据个人体质类型，通过改变饮食方式，选择合适的食物，从而获得健康的养生方法。

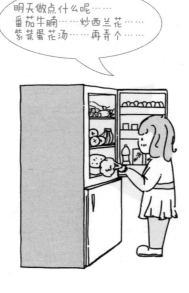

　　饮食养生，就是按照中医理论，调整饮食，注意饮食宜忌，合理地摄取食物，以增进健康，益寿延年的养生方法，其在于通过合理而适度地补充营养，以补益精气，并通过饮食调配，纠正脏腑阴阳之偏颇，从而增进机体健康、抗衰延寿。

　　饮食养生，需要遵循一定的原则：一要"和五味"，即食不可偏，要合理配膳，全面营养，例如以谷类为主食品，肉类为副食品，用蔬菜来充实，以水果为辅助；二要"有节制"，即不可过饱，亦不可过饥，食量适中，方能收到养生的效果；三要注意饮食卫生，，饮食宜新鲜，以熟食为主，注意饮食禁忌，防止病从口入；四要因时因人而宜，根据不同情况、不同体质，采取不同的配膳营养，例如体胖之人，多有痰湿，故饮食宜清淡，而肥甘油腻则不宜多食；体瘦之人，多阴虚内热，故在饮食上宜多吃甘润生津的食品，而辛辣燥烈之品则不宜多食。

运动养生：通过练习中医传统保健项目的方式来维护健康、增强体质、延长寿命、延缓衰老的养生方法，常见的养生保健项目有太极拳、八段锦、五禽戏、六字诀等。

运动养生是通过活动身体来维护健康、增强体质、延长寿命、延缓衰老的养生方法。中医将精、气、神称为"三宝"，与人体生命息息相关。运动养生则紧紧抓住了这三个环节，调意识以养神；以意领气，调呼吸以练气，以气行推动血运，周流全身；以气导形，通过形体、筋骨关节的运动，使周身经脉畅通，营养整个机体。

常见的养生保健项目有太极拳、八段锦、五禽戏、六字诀等。

1-太极拳

太极拳是一种意识、呼吸、动作密切结合的运动，"以意领气以气运身"，用意念指挥身体的活动，用呼吸协调动作，融武术、气功、导引于一体，是"内外合一"的内功拳。练太极拳要精神专注，排除杂念，将神收敛于内，而不被他事分神；以呼吸协同动作，气沉丹田，以激发内气营运于身；以意领气，以气运身，内气发于丹田，通过旋腰转脊的动作带动全身，即所谓"以腰为轴""一动无有不动"。

2-八段锦

八段锦是一种将形体活动与呼吸运动相结合的气功功法。活动肢体可以舒展筋骨，疏通经络；与呼吸相合，则可行气活血、周流营卫、斡旋气机，经常练习八段锦可起到保健、防病治病的作用。八段锦的每一段都有锻炼的重点，综合起来对五官、头颈、躯干、四肢、腰、腹等全身各部位进行了锻炼，对相应的内脏以及气血、经络起到了保健、调理作用，是机体全面调养的健身功法。

3-五禽戏

五禽戏是一种气功功法，它要求意守、调息和动形谐调配合。意守可以使精神宁静，神静则可以培育真气；调息可以行气，通调经脉；动形可以强筋骨，利关节。由于是模仿五种禽兽（虎、鹿、熊、猿、鸟）的动作，所以，意守的部位有所不同，动作不同，所起的作用也有所区别。虎戏有益肾强腰、壮骨生髓的作用，可通督脉、祛风邪；鹿戏可以引气周营于身，通经络、行血脉、舒展筋骨；熊戏可以使头脑虚静，意气相合，真气贯通，并有健脾益胃之功效；猿戏可以灵活肢体；鸟戏可以调达气血，疏通经络，活动筋骨关节。

4-六字诀

六字诀是一种吐纳法，通过呬、呵、呼、嘘、吹、嘻六个字的不同发音口型，唇齿喉舌的用力不同，以牵动脏腑、经络、气血的运行。呬字功补肺气，适用于外感风寒、发热咳嗽、呼吸急促而气短、尿频等症；呵字功补心气，适用于心悸、心绞痛、失眠、健忘、盗汗、口舌糜烂、舌强语言塞等症；呼字功培脾气，适用于腹胀、腹泻、乏力、食欲不振、肌肉萎缩、水肿等症；嘘字功平肝气，适用于两目干涩、食欲不振、头目眩晕、肝肿大、胸胁胀闷等症；吹字功补肾气，适用于腰膝酸软、盗汗、遗精、阳痿、早泄、子宫虚寒等症；嘻字功理三焦，适用于三焦不畅所致的眩晕、耳鸣、喉痛、胸腹胀闷、小便不利等症。

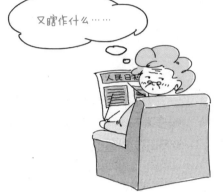

又瞎作什么……

奶奶
你快来看呀,
我今天跟爷爷学会打太极了!

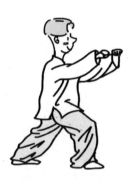
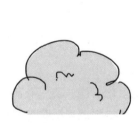

5 分钟过去了……

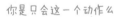

你是只会这一个动作么

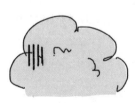
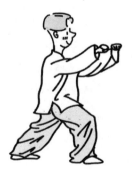

时令养生：按照春夏秋冬四时节令的变化，采用相应的养生方法。

时令养生，也称因时养生，是按照时令节气的阴阳变化规律，运用相应的养生手段保证健康长寿的方法。

1-时令养生的原则

（1）春夏养阳，秋冬养阴：春夏两季，天气由寒转暖，由暖转暑。是人体阳气生长之时，故应以调养阳气为主，避免身体受到风、凉、生、冷等刺激；秋冬两季，气候逐渐变凉，是人体阳气收敛，阴精潜藏于内之时，故应以保养阴精为主，避免因纵欲过度而损伤体内阴气。春夏养阳，秋冬养阴，是建立在阴阳互根规律基础之上的养生防病的积极措施。

（2）春捂秋冻：春季，阳气初生而未盛，阴气始减而未衰。此时人体肌表虽应气候转暖而开始疏泄，但其抗寒能力相对较差，为防春寒、气温骤降，必须注意保暖御寒，使阳气不致受到伤害，逐渐得以强盛，即所谓"春捂"。秋季，阴气初生而未盛，阳气始减而未衰，气温开始逐渐降低，人体阳气开始收敛，为冬时藏精创造条件。此时人体肌表处于疏泄与致密交替之际，不宜添衣过多，以免妨碍阳气的收敛。同时，此时若能适当地接受一些冷空气的刺激，不但有利于肌表之致密和阳气的潜藏，还有助于增强人体的应激能力和耐寒能力。因此，秋天宜"冻"。

（3）慎避虚邪：人体适应气候变化以保持正常生理活动的能力是有一定限度的，尤其在天气剧变，出现反常气候之时，更容易感邪发病。因此，在因时养护正气的同时，还需要注意避免外邪的入侵。例如二十四节气中的立春、立夏、立秋、立冬、春分、秋分、夏至、冬至八个节气，是季节气候变化的转折点，体弱多病的人往往在交节时刻感到不适或引发疾病，甚至死亡。因此，要注意交节变化，防止外邪侵袭，做到劳逸结合、保持乐观情绪、合理饮食。

2 - 四季养生的方法

（1）春季养生：在精神、饮食、起居诸方面，都必须顺应春天阳气升发，万物始生的特点，注意保护阳气，着眼于一个"生"字。

精神养生：要做到心胸开阔，乐观愉快，对于自然万物要"生而勿杀，于而勿夺，赏而不罚"；也可以踏青问柳、登山赏花、临溪戏水、行歌舞风，以陶冶性情。

起居调养：宜晚睡早起，注意保暖。

饮食调养：宜食辛甘发散之品，如麦、枣、豉、花生、葱、香菜等，而不宜食酸收之味。

运动调养：尽量多活动，加强体育锻炼，如打球、跑步、打拳、做操等。

防病保健：要做到讲卫生，除害虫，消灭传染源；多开窗户，使室内空气流通；加强保健锻炼，提高机体的防御能力。

（2）夏季养生：要顺应夏季阳盛于外的特点，注意养护阳气，着眼于一个"长"字。

精神养生：应神清气和，快乐欢畅，胸怀宽阔，精神饱满，对外界事物要有浓厚兴趣，培养乐观外向的性格。

起居调养：宜晚睡早起，安排午睡时间，不宜夜晚外出；安排劳动或体育锻炼时，要避开烈日炽热之时，并注意加强防护；每天洗一次温水澡，勤洗、勤换、勤晒衣物；开空调时，室内外温差不宜过大。

饮食调养：宜多食酸味以固表，多食咸味以补心，少食生冷食物，要讲究饮食卫生，谨防病从口入。西瓜、绿豆汤，乌梅小豆汤为解渴消暑佳品，但不宜冰镇。

运动调养：最好在清晨或傍晚较凉爽时进行锻炼，场地宜选择空气新鲜处，避免剧烈运动。出汗过多时，可适当饮用盐开水或绿豆盐汤，切不可饮用大量凉开水，也不要立即用冷水冲头、淋浴。

防病保健：预防暑热伤人，引起痄夏、中暑等病。如果出现全身明显乏力、头昏、胸闷、心悸、注意力不能集中、大量出汗、四肢发麻、口渴，恶心等症状，是中暑的先兆。应立即将患者移至通风处休息，给患者喝些淡盐开水或绿豆汤，或用西瓜汁、芦根水、酸梅汤，效果更好。另外，夏季"三伏天"是防治慢性支气管炎、肺气肿、支气管哮喘、腹泻、痹证等冬季易发作的慢性病的最佳时机，可以到正规医院行三伏贴治疗，尤其是对老年性慢性支气管炎的治疗效果最显著。

（3）秋季养生：应着眼于一个"养"字。

精神养生：要培养乐观情绪，保持神志安宁，收敛神气。

起居调养：宜早睡早起，根据气温变化酌情增减衣物。

饮食调养：宜收不宜散，以滋阴润肺为佳，可适当多食酸味果蔬，或芝麻、糯米、粳米、蜂蜜、枇杷、菠萝、乳品等柔润食物，少食葱、姜等辛味之品。

运动调养：适合进行各种运动锻炼，可根据个人具体情况选择不同的锻炼项目。

防病保健：预防肠炎、痢疾、疟疾、"乙脑"等病，要做到注意环境卫生，消灭蚊蝇；注意饮食卫生，不喝生水，不吃腐败变质和被污染的食物；按时接种乙脑疫苗。另外，建议适当多摄入维生素，也可适量服用人参、沙参、西洋参、百合、杏仁、川贝等宣肺化痰、滋阴益气的中药，以缓解秋燥。

（4）冬季养生：应着眼于一个"藏"字。

精神养生：保持精神安静，控制情志活动。

起居调养：宜早睡晚起，注意防寒保暖，节制房事。

饮食调养：不宜食生冷、燥热之品，宜食用滋阴潜阳、热量较高的食物（如谷类、羊肉、鳖、龟、木耳等），多吃新鲜蔬菜，要控制食盐的摄入量。

运动调养：坚持锻炼，但要避免在大风、大寒、大雪、雾露中锻炼，最好在室内进行。

防病保健：冬季进补强身的最佳时机，可根据体质、年龄、性别等具体情况进行食补或药补。可适当服用中药预防麻疹、白喉、流感、腮腺炎等疾病，如大青叶、板蓝根对流感、麻疹、腮腺炎有预防作用；黄芩可预防猩红热；兰花草、鱼腥草可预防百日咳；生牛膝能预防白喉。另外，要注意防寒保暖，防止冻伤，预防慢性支气管炎、支气管哮喘、心脑血管疾病等发生。

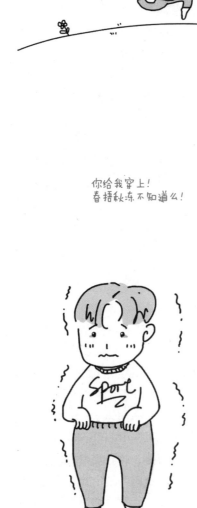

哈哈哈，春天啦~
终于可以不穿秋裤了！

你给我穿上！
春捂秋冻不知道么！

穿了穿了我穿上了

86 经穴养生：根据中医经络理论，按照中医经络和腧穴的功效主治，采取针、灸、推拿、按摩、运动等方式，达到疏通经络、调和阴阳的养生方法。

经络是以手、足三阴和三阳经以及任、督二脉为主体，网络遍布全身的一个综合系统，内联五脏六腑，外布五官七窍、四肢百骸，沟通表里、上下、内外，将人体的各部分连接成有机的、与自然界阴阳属性密不可分的整体。腧穴（穴位）人体经络线上特殊的点区部位，也是人体脏腑经络气血输注出入的特殊部位，具有反应病痛、感受刺激、防治疾病等作用。经穴养生就是按照中医经络和腧穴的功效主治，采取针、灸、推拿、按摩、运动等方式，达到疏通经络、调和阴阳的养生方法。

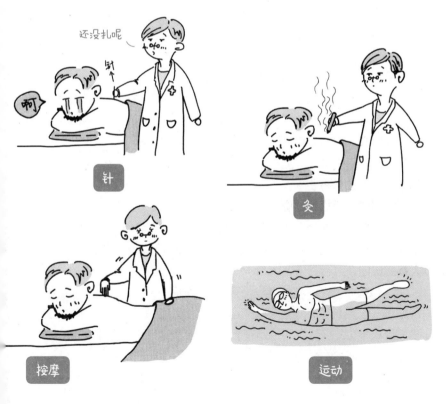

经穴养生方法实用易行且安全有效，适合大多数人学习使用。经穴养生八段功是一套根据经穴养生理论总结的养生方法，经常练习有助于祛病保健、延年益寿。

第一段　按摩头面功

功法：站姿或坐姿，意念集中在头面部，自然呼吸。先用双手十指前端敲击头部，用力适度，依次从前发际向后发际，从中央到两侧耳根，敲打2～3分钟。接着用双手十指梳头2～3分钟，顺序同上。然后干洗脸，从上到下，从中向外，重点搓揉眼周、鼻翼、下颏、耳郭前后，按摩2～3分钟。

功效：活血化瘀，健脑提神，养颜护发，明目通窍。适用于防治头痛、眩晕、耳鸣、颈椎病、脱发等。

第二段　拍打大椎功

功法：站姿，意念集中在大椎穴。两手掌分别交替向同侧后甩，用掌面拍打大椎部位，左右各20次，或反复多次，稍用力，以局部发热有痛感为度。

功效：通经活络，振奋阳气，散风解表，除痹起痿。适用于防治感冒、头痛、肩背酸痛、劳伤、延缓大脑衰老等。

第三段　捶打胸背功

功法：站姿，两足分开同肩宽，意念在前胸后背。两手握空拳，一前一后捶打前胸的膻中穴、玉堂穴和后背的至阳穴、灵台穴，各30次。双臂放松自如，用力适度。

功效：活血通络，宽胸宣肺，疏肝理气，，散结止痛。适用于防治咳嗽、气喘、胸痹、胸闷、腰背胀痛等。

第四段　叩打双臂功

功法：站姿或坐姿，意念集中在被叩打经穴上。首先，叩打上臂前侧大肠经循行部位。左臂伸直下垂，桡侧朝前，右手轻握拳，叩打左臂大肠经线路，经合谷穴、温溜穴、曲池穴、五里穴、肩髃穴，上下往复20次。同样，左手叩打右臂大肠经穴。然后，叩打上臂内侧心包经循行部位。左臂伸直前举，手心朝上，右手轻握拳，叩打左臂心包经线路，经天池穴、天泉穴、曲泽穴、内关穴、劳宫穴，上下往复20次。同样，左手叩打右臂心包经穴。

功效：补益心肺，改善循环，促进代谢，降脂排毒。适用于防治心悸、胸闷、气短、手臂酸痛无力、头面部生斑长痘等。

第五段　掌摩腹部功

功法：站姿，两足分开同肩宽，或仰卧姿。宜空腹，意念集中在腹部丹田。右手掌抚按于神阙穴、气海穴，五指分开，左手掌重叠其上，环旋摩揉100次，适当用力。然后左、右手交换，再旋揉100次。大便正常或便秘者顺时针旋转，稀便或慢性腹泻者逆时针旋转。

功效：培元固本，益精壮阳，补中益气，通利二便。适用于防治畏寒肢冷、肾虚阳痿、脘腹冷痛、气虚倦怠、疝气、脱肛及妇女冲任不调等。

第六段　敲打大腿功

功法：自然站立，意念集中在被敲打经穴。右脚踏在矮凳上，使膝关节弯曲90°左右。右手握拳，敲打右侧胆经的大腿外侧段。自巨髎穴、环跳穴开始，向前经风市穴、中渎穴至膝阳关穴，从后向前反复用力敲打50次。同样，左手握拳敲打左侧50次。

功效：益气活血，温经散寒，疏肝利胆，降脂减肥。适用于防治寒湿性腰腿痛、高脂血症、脂肪肝、胆囊炎、胆结石等。

第七段　揉打下肢功

功法：坐在矮凳上，身体自然放松，两足略向前分开。意念集中在被揉打经穴上。首先，双手指合拢呈杵状，击打两下肢前外侧的胃经循行部位，上自髀关穴，向下经伏兔穴、梁丘穴、足三里穴至丰隆穴，左右同时进行，从上到下击打20遍，再对每穴位重揉1~2分钟。适当用力，以感到酸困为佳。然后，用两拇指指腹，分别按揉双下肢内后侧的肾经循行部位，下自涌泉穴，向上经太溪穴、复溜穴、筑宾穴至阴谷穴，从下至上按揉20遍，左右同时进行，其余四指并拢附于外侧，辅助拇指增大力度。

功效：健脾补肾，滋阴壮阳，益气养血，通经活络。适用于防治脾胃功能失调、虚劳倦怠、肾虚腰酸腿软、性功能减退等。

第八段　单足独立功

功法：自然放松站立，双目微闭，双臂略向外侧下垂，先以左脚为支撑点，单足站立，意念集中在左脚。汇气血于左脚，全神贯注，维持平衡。坚持站立数秒至1~2分钟，然后以右脚为支撑点，单足站立，方法同左脚。双足交替进行约20次。

87 体质养生：根据不同体质的特征制定适合自己的日常养生方法，常见的体质类型有平和质、阳虚质、阴虚质、气虚质、痰湿质、湿热质、血瘀质、气郁质、特禀质九种。

体质是禀受于先天，受后天影响，在生长、发育过程中所形成的与自然、社会环境相适应的人体形态结构、生理功能和心理因素的综合的相对稳定的固有特征。体质养生，是指在中医理论指导下，根据不同的体质，采用相应的养生方法和措施，纠正其体质上之偏，达到防病延年的目的。常见的体质类型主要有平和质、阳虚质、阴虚质、气虚质、痰湿质、湿热质、血瘀质、气郁质、特禀质九种。

1-平和体质养生

（1）体质特点：体型匀称健壮，面色红润、有光泽，目光有神，鼻色明润，嗅觉通利，唇色红润，头发润泽稠密，食欲、睡眠良好，精力充沛，不易疲劳，二便正常，舌淡红苔薄白，脉和有神。

（2）养生方法：饮食宜清淡平和，不偏食，适当选用缓补阴阳的食物，如薏米仁、粳米、南瓜、银杏、龙眼、莲子、鸡肉、羊肉、牛肉、核桃、韭菜等。

2-阳虚体质养生

（1）体质特点：形体白胖，或面色淡白，平素怕寒喜暖、手足欠温，小便清长，大便时稀，唇淡口和，常自汗出，脉沉乏力，舌淡胖。

（2）养生方法：精神调养方面，要善于调节自己的感情，消除或减少不良情绪的影响。环境调摄方面，冬季要"避寒就温"，在春夏之季，要注意培补阳气，注意根据气温适当增减衣物。体育锻炼方面，要加强体育锻炼（如散步、慢跑、太极拳、五禽戏、八段锦、内养操、工间操、球类活动和各种舞蹈活动等），要持之以恒，每天进行1~2次。饮食调养方面，应多食有壮阳作用的食品，如羊肉、狗肉、鹿肉、鸡肉。药物养生方面，可选用补阳祛寒、温养肝肾之品，如鹿茸、海狗肾、蛤蚧、冬虫夏草、巴戟天、淫羊藿、仙茅、肉苁蓉、补骨脂、胡桃、杜仲、续断、菟丝子等。

3-阴虚体质养生

（1）体质特点：形体消瘦，午后面色潮红、口咽少津，心中时烦，手足心热，少眠，便干，尿黄，不耐春夏，多喜冷饮，脉细数，舌红少苔。

（2）养生方法：精神调养方面，养成冷静、沉着的习惯，对非原则性问题，少与人争，少参加争胜负的文娱活动。环境调摄方面，居室环境应安静，夏季应注意避暑。体育锻炼方面，不宜剧烈活动，着重调养肝肾功能，适宜练习太极拳、八段锦、内养操等。饮食调养方面，宜食用芝麻、糯米、蜂蜜、乳品、甘蔗、蔬菜、水果、豆腐、鱼类等清淡食物，少吃葱、姜、蒜、韭、薤、椒等辛辣燥烈之品。药物养生方面，可选用滋阴清热、滋养肝肾之品，加女贞子、山茱萸、五味子、旱莲草、麦门冬、天门冬、黄精、玉竹、玄参、枸杞子、桑椹、龟板等药。

4-气虚体质养生

（1）体质特点：形体消瘦或偏胖，面色（白光）白，语声低怯，常自汗出，动则尤甚，体倦健忘，舌淡苔白，脉虚弱。

（2）养生方法：体育锻炼方面，宜作养肾气功，如屈肘上举、抛空、荡腿、摩腰、"吹"字功等。饮食调养方面，宜食用粳米、糯米、小米、黄米、大麦、山药、籼米、莜麦、马铃薯、大枣、胡萝卜、香菇、豆腐、鸡肉、鹅肉、兔肉、鹌鹑、牛肉、狗肉、青鱼、鲢鱼等。药物养生方面，平素气虚之人宜常服金匮薯蓣丸；脾气虚，宜选四君子汤或参苓白术散；肺气虚，宜选补肺汤；肾气虚，多服肾气丸。

5 - 痰湿体质养生

（1）体质特点：形体肥胖，肌肉松弛，嗜食肥甘，神倦身重，懒动，嗜睡，口中黏腻，或便溏，脉濡而滑，舌体胖，苔滑腻。

（2）养生方法：环境调摄方面，不宜居住在潮湿的环境里，阴雨季节要注意湿邪的侵袭。体育锻炼方面，应长期坚持体育锻炼，如散步、慢跑、球类、武术、八段锦、五禽戏、各种舞蹈等，活动量宜逐渐增强。饮食调养方面，少食肥甘厚味、酒类，吃饭不宜过饱，宜食用健脾利湿、化痰祛湿的食物，如白萝卜、荸荠、紫菜、海蜇、洋葱、枇杷、白果、大枣、扁豆、薏苡仁、红小豆、蚕豆、包菜等。药物养生方面，重点在于调补肺、脾、肾三脏，肺失宣降，津失输布，液聚生痰者，宜宣肺化痰，方选二陈汤；脾不健运，湿聚成痰者，宜健脾化痰，方选六君子汤或香砂六君子汤；肾虚不能制水，水泛为痰者，宜温阳化痰，方选金匮肾气丸。

6 - 湿热体质养生

（1）体质特点：形体偏瘦或偏胖，口干口苦，眼睛红赤，心烦懈怠，身重困倦，小便短赤，大便燥结或黏滞，面部易生痤疮，舌质偏红，苔黄腻，脉滑数。

（2）养生方法：饮食调养方面，宜食祛湿的食物，如绿豆、冬瓜、丝瓜、赤小豆、西瓜、绿茶、花茶等，忌食甜食、甘甜饮料（如可乐、雪碧等）、辛辣刺激的食物如（辣椒、八角、葱等）、酒、肥甘厚味（如肥鱼大肉）。药物养生方面，湿重者以化湿为主，可选六一散、平胃散等；热重者以清热为主，可选茵陈蒿汤、连朴饮等。

7 - 血瘀体质养生

（1）体质特点：面色晦滞，口唇色暗，眼眶暗黑，肌肤干燥，舌紫暗或有瘀点，脉细涩。

（2）养生方法：精神调养方面，要培养乐观的情绪。体育锻炼方面，多做有益于心脏血脉的活动，如各种舞蹈、太极拳、八段锦、动桩功、长寿功、内养操、保健按摩术。饮食调养方面，宜食用桃仁、油菜、慈姑、黑大豆等具有活血祛瘀作用的食物。药物养生方面，可选用补阳祛寒、温养肝肾之品，如鹿茸、海狗肾、蛤蚧、冬虫夏草、巴戟天、淫羊藿、仙茅、肉苁蓉、补骨脂、胡桃、杜仲、续断、菟丝子等。

8 - 气郁体质养生

（1）体质特点：形体消瘦或偏胖，面色苍暗或萎黄，时或性情急躁易怒，易于激动，时或忧郁寡欢，胸闷不舒，时欲太息，舌淡红、苔白、脉弦。

（2）养生方法：精神调养方面，应主动寻求快乐，如多参加社会活动、多听轻松、开朗、激动的音乐等。体育锻炼方面，宜多参见体育锻炼和旅游活动。饮食调养方面，宜食用行气的食物，如佛手、橙子、柑皮、荞麦、韭菜、茴香菜、大蒜、火腿、高粱、刀豆、香橼等，可少量饮酒，以活动血脉，提高情绪。药物养生方面，可选用香附、乌药、川楝子、小茴香、青皮、郁金等疏肝理气解郁的药为主组成方剂，如越鞠丸等。若气郁引起血瘀，宜配伍活血化瘀药。

9 - 特禀体质养生

（1）体质特点：先天失常，以生理缺陷、过敏反应等为主要特征。过敏体质者一般无特殊表现；先天禀赋异常者或有畸形，或有生理缺陷。环境适应能力差。

（2）养生方法：环境调摄方面，要加强调护，尽量避免接触致敏物质。体育锻炼方面，应加强锻炼，增强体质，培育正气，扶正祛邪。饮食调养方面，宜清淡、营养均衡，粗细、荤素搭配要合理，宜多食益气固表、补肾健脑、健脾益胃的食物，如黑芝麻、核桃、松子、无花果等，少食辛辣、腥膻和含致敏物质的食物，如辣椒、浓茶、咖啡、酒、荞麦、虾、蟹等。药物养生方面，以益气固表为主，常用玉屏风散，中药常用黄芪、党参、浮小麦等。

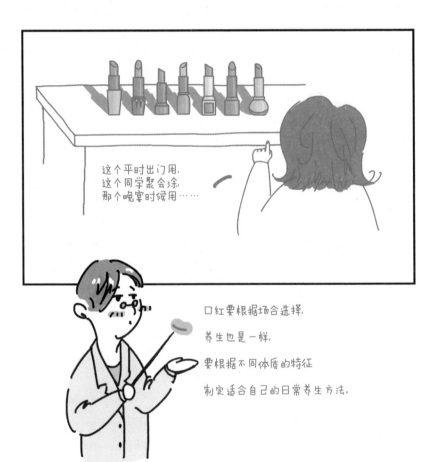

88 叩齿法：每天清晨睡醒之时，把牙齿上下叩合，先叩臼齿 30 次，再叩前齿 30 次。有助于牙齿坚固。

　　牙齿是人体的重要器官，承担着咀嚼食物的重要任务。中医学认为，牙齿与肾脏关系密切。"肾主骨，齿为骨之余"，意思是说肾脏可以促进骨骼生长和骨髓的生成，牙齿是人体骨骼的一部分，牙齿松动，与肾气虚衰及气血不足有关。坚持每天叩齿，能疏通经络，调和气血，强肾固精，平衡阴阳，从而增强机体的健康。另外，叩齿还可以和咽津法相结合，效果更佳。

　　需要注意的是，叩齿不宜过快，且力度要适中，饭后清洁口腔后再进行叩齿锻炼。牙病严重患者不宜使用叩齿法，以免损伤牙齿。

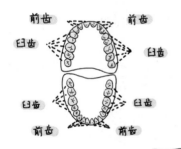

每天清晨睡醒之时，把牙齿上下叩合，先叩臼齿30次，再叩前齿30次。有助于牙齿坚固。

注意：
叩齿不宜过快，且力度要适中，饭后清洁口腔后再进行叩齿锻炼。牙病严重患者不宜使用叩齿法，以免损伤牙齿。

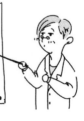

89 闭口调息法：经常闭口调整呼吸，保持呼吸的均匀、和缓。

中医学认为，养气主要从两方面入手：一是保养元气，二是调畅气机。其中调畅气机多以调息为主，呼吸吐纳，可以调理气息，疏通经络，使气血畅通。因此，经常闭口调息，不仅可以放松心情、排除杂念，使氧气自然分布全身，久而久之还有利于气血畅通，促进五脏六腑功能正常。

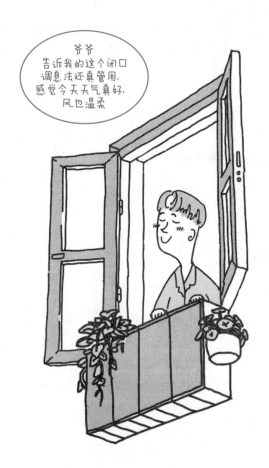

爷爷告诉我的这个闭口调息法还真管用，感觉今天天气真好，风也温柔

咽津法： 每日清晨，用舌头抵住上颚，或用舌尖舔动上颚，等唾液满口时，分数次咽下。有助于消化。

《养性延命录》指出："食玉泉者，令人延年，除百病。"可见，吞津咽唾的确能使人健康长寿。现代研究证实，唾液中包含了血浆中的各类成分，含有10多种酶、近10种维生素、多种矿物质、有机酸和激素等，经常保持唾液分泌旺盛，直接参与机体的新陈代谢过程，可以改善毛发、肌肉、筋骨、血液、脏腑的功能增强免疫功能，预防疾病，达到却病延年的目的。

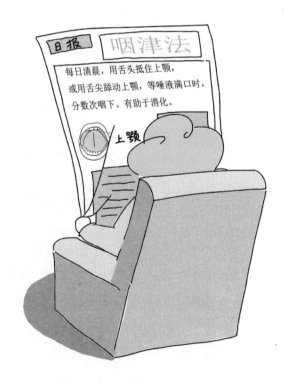

9 搓面法：每天清晨，搓热双手，以中指沿鼻部两侧自下而上，到额部两手向两侧分开，经颊而下，可反复 10 余次，至面部轻轻发热为度。可以使面部红润光泽，消除疲劳。

面部是脏腑气血上注之处，血液循环比较丰富，因此，经常搓擦面部可以使面部气血流通，刺激面部的经络穴位，从而使面部红润光泽，并且有提神明目、消除疲劳等功效。搓面时注意以面部轻轻发热为度，力度要适中，气候干燥时可涂些护肤霜后再进行搓面，以防皲裂。

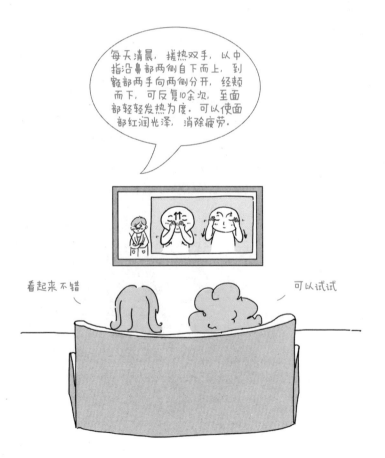

92 梳发：用双手十指插入发间，用手指梳头，从前到后按搓头部，每次梳头 50 ～ 100 次。有助于疏通气血，清醒头脑。

头发与五脏的关系十分密切，头发的荣枯能直接反映出五脏气血的盛衰。梳发能疏通血脉，改进头部的血液循环；使头发得到滋养，头发光润，发根牢固，防止脱发和早生白发；明目缓解头痛，预防感冒；有助于降低血压，预防脑血管病发生；振奋阳气，健脑提神，解除疲劳，对养生保健有重要意义。梳发时以头皮微热为度，尽量不要在饱食后进行。

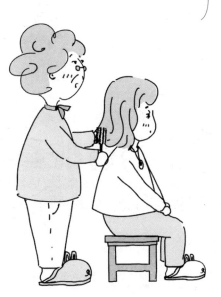

梳发能疏通血脉，
改进头部的血液循环；
使头发得到滋养，头发光润，
发根牢固，防止脱发和早生白发。

妈，我看专家说，
梳头最好用双手十指插入发间，
用手指梳头，从前到后按搓头部，
每次梳头50～100次。
有助于疏通气血，清醒头脑。

93

运目法：将眼球自左至右转动 10 余次，再自右至左转动 10 余次，然后闭目休息片刻，每日可做 4 ~ 5 次。可以清肝明目。

眼睛的功能与脏腑经络的关系非常密切，它是人体精气神的综合反映。因此，眼睛保健是很重要。运目可以增强眼珠光泽和灵敏性，还能祛除内障外翳，纠正近视和远视，促进眼部血液循环，缓解眼部疲劳，达到保护眼睛、增强视力的目的。运目时注意动作宜缓慢，还可配合远眺、眨眼等方法，效果更佳。

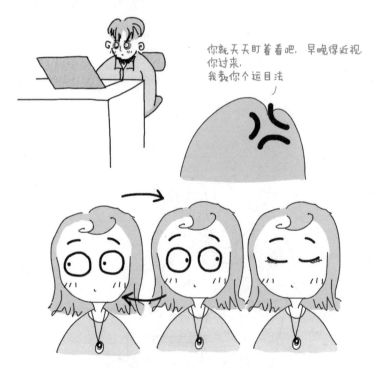

运目法

你就天天盯着看吧，早晚得近视，你过来，我教你个运目法

将眼球自左至右转动10余次，再自右至左转动10余次，然后闭目休息片刻，每日可做4~5次。可以清肝明目。

凝耳法：两手掩耳，低头、仰头 5 ~ 7 次。可使头脑清净，驱除杂念。

　　耳为心、肾之窍，通于脑，是人体的听觉器官。耳的功能与五脏皆有关系，而与肾的关系尤为密切。凝耳法可以使头脑清静，填精益髓，有助于延年益寿。锻炼时要保持静坐，同时配合均匀、细长的呼吸。

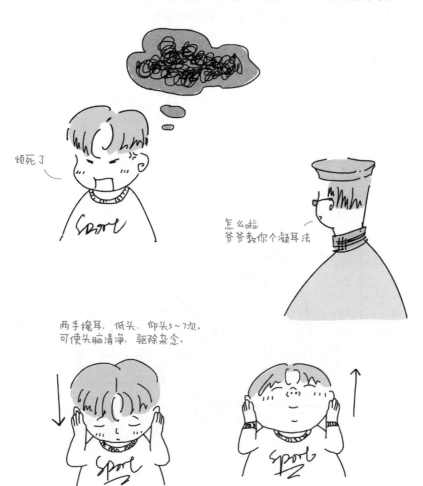

95 提气法: 在吸气时，稍用力提肛门连同会阴上升，稍后，在缓缓呼气放下，每日可做 5 ~ 7 次。有利于气的运行。

肛门为督脉循经之处，而督脉为"阳脉之海"，主调节全身诸阳之气；会阴为任脉循经之处，任脉为"阴脉之海"，主调节全身诸阴之气。因此，提气法可以改善局部血液循环，提升中气，改善肛门括约肌功能，预防肛门松弛和痔疮、脱肛等肛肠疾病。

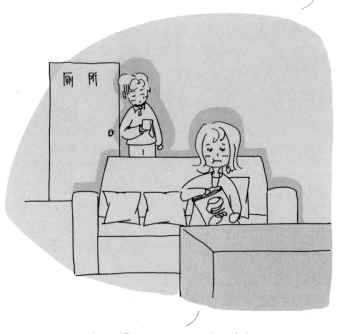

怎么进去那么久？
哦，你可以试试这电视上说的提气法，可以预防肛门松弛和痔疮、脱肛等肛肠疾病。

在吸气时，稍用力提肛门连同会阴上升，稍后，在缓缓呼气放下，每日可做3~7次，有利于气的运行。

96 摩腹法：每次饭后，用掌心在以肚脐为中心的腹部顺时针方向按摩 30 次左右。可帮助消化，消除腹胀。

　　腹为胃肠所属之处，腹部按摩实际上是胃肠按摩。摩腹有助于增加胃肠蠕动，理气消滞，促进消化功能缓解腹胀，防治胃肠疾病。摩腹宜于食后进行，动作要缓慢、柔和、匀速。

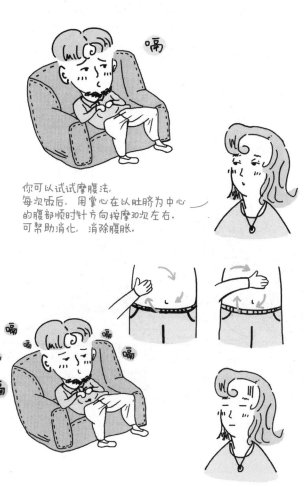

97

足心按摩法：每日临睡前，以拇指按摩足心，顺时针方向按摩 100 次。有强腰固肾的作用。

中医学认为，足部是运行气血、联络脏腑、沟通内外、贯穿上下的十二经络的重要起止部位，也是足三阴经和足三阳经相交接的部位。因此，足部保健关系到整体，对人的健康长寿至为重要。涌泉穴位于足心，归属于肾经，因此按摩足心可以调节肾经，强腰固肾，促进足部血液循环，调畅全身气血，缓解疲劳。按摩时可以配合红花油或按摩精油等，效果更佳，但婴幼儿、孕妇和女性月经期间不宜使用。

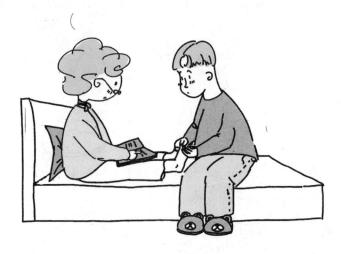

书上说："涌泉穴位于足心，归属于肾经，因此按摩足心可以调节肾经，强腰固肾，促进足部血液循环，调畅全身气血，缓解疲劳。"